T0254299

Nursing Dementiereeks
Deze uitgave, *Probleemgedrag bij dementie*, is een onderdeel van de Nursing Dementiereeks. In de boeken in deze reeks wordt op unieke wijze ingegaan op de alledaagse problematiek van dementie. De auteurs laten zien welke bijdrage je kunt leveren aan de gezondheid, het functioneren en het welbevinden van cliënten met dementie. De boeken in deze reeks bevatten veel praktijkvoorbeelden en direct toepasbare tips & tricks.

Bestellen
De boeken zijn te bestellen via de boekhandel of rechtstreeks via de webwinkel van uitgeverij Bohn Stafleu van Loghum: www.bsl.nl

Reeds verschenen titels:
– *De wondere wereld van dementie*, Bob Verbraeck, Anneke van der Plaats
– *Ondersteunend communiceren bij dementie,* Wilma Scheres, Chris De Rijdt
– *Familie begeleiden bij dementie*, Ronald Geelen en Magda Hermsen
– *Toiletgang bij dementie*, Paul van Houten, Aliëtte Jonkers
– *Muziek en bewegen bij dementie*, Annemieke Vink, Helma Erkelens, Louwke Meinardi
– *Agressief gedrag bij dementie*, Ronald Geelen
– *Eten en drinken bij dementie*, Jeroen Wapenaar, Lisette de Groot

Ronald Geelen

PROBLEEMGEDRAG BIJ
DEMENTIE

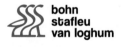
bohn
stafleu
van loghum

Houten 2019

nursing

ISSN 2523-3068   ISSN 2523-3076 (electronic)
ISBN 978-90-368-2252-7   ISBN 978-90-368-2253-4 (eBook)
https://doi.org/10.1007/978-90-368-2253-4

NUR 897
Basisontwerp omslag: Studio Bassa, Culemborg
Automatische opmaak: Scientific Publishing Services (P) Ltd., Chennai, India

Bohn Stafleu van Loghum
Walmolen 1
Postbus 246
3990 GA Houten

www.bsl.nl

Inhoud

Inhoud

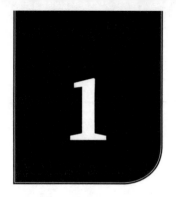

DEMENTIE

VERKENNING VAN PROBLEEMGEDRAG

1 Verkenning van probleemgedrag

Wat is probleemgedrag, en wanneer spreken we van probleemgedrag? In hoeverre speelt iemands persoonlijkheid hierin mee? En meegemaakte levensgebeurtenissen? Welke probleemgedragingen zijn er, en wat is hun verhouding tot de ernst en het type van dementie?

Het zijn belangrijke maar geen gemakkelijke vragen die worden verkend.

1.1 EEN ACHTERHAALD BEGRIP?

Onbegrepen gedrag, gedragsprobleem of probleemgedrag, signaalgedrag, *behavioral and psychological symptoms of dementia* (BPSD) zijn benamingen voor het centrale onderwerp van dit boek.

Het woord probleemgedrag is het meest ingeburgerd en voor iedereen duidelijk. Daarom gebruiken we deze term en reserveren die voor gedrag dat wordt vertoond door de persoon met dementie, waarvan de onderliggende oorzaken al dan niet bekend zijn. Een definitie is:

Probleemgedrag is alle gedrag dat emotionele belasting of gevaar veroorzaakt voor de persoon met dementie zelf, en/of voor mensen in zijn of haar omgeving. Bij de persoon met dementie spelen individuele en ingewikkelde kwetsbaarheden mee, waarbij deze persoon en diens gedrag niet los is te zien van contextuele factoren. (Verenso, Richtlijn probleemgedrag versie 3: Zuidema et al. 2018; Zuidema en anderen 2006).

1.2 PERSOONLIJKHEID: AANGEBOREN EN GEVORMD

1.2.1 AANGEBOREN

Een bekende Engelse psycholoog, Hans Jürgen Eysenck, onderzocht waarin mensen in hun persoonlijkheid van elkaar verschilden. Uiteindelijk vond hij drie eigenschappen waarin mensen vrij stabiel bleven in hun leven. Deze drie aangeboren eigenschappen zijn:

1. Introvert of extravert?
   Introversie en extraversie hebben betrekking op de neiging contact te leggen met anderen. Extraverte mensen hebben een minder hoog spanningsniveau in hun hersenen, waardoor ze eerder prikkels – en andere mensen – opzoeken. Extraverten houden van en zorgen zelf voor 'druk op de ketel'. Bij introverte mensen is de spanning juist al hoog; zij neigen ertoe prikkels te mijden of zich ervoor af te sluiten. Als zij onder druk moeten presteren, komen zij slechter uit de verf.

2. Emotionele labiliteit of stabiliteit
De ene persoon is eerder en meer blij, boos, bang en bedroefd dan de ander. De een maakt zich al druk over dagelijkse beslommeringen, terwijl die van de ander afglijden als water van een eend. Het ene of het andere is niet goed of fout. De leefomstandigheden en lotgevallen bepalen mee wat (on)gunstig voor iemand uitwerkt. Hoe dan ook: mensen verschillen in de veranderlijkheid van hun emotionele toestand.
3. Aangepast, of niet op de realiteit gericht
Sommigen richten zich vooral op wat gangbaar en 'gewoon is', anderen hebben daaraan geen boodschap of zetten zich daartegen af. Je kent vast wel iemand die veel hecht aan bijvoorbeeld bijgeloof, zich heel anders kleedt dan gangbaar of er excentrieke of 'bijzondere' opvattingen op na houdt, of juist neigt naar het gewone, conventionele.

Deze drie persoonlijkheidstrekken zijn gedurende het leven dus relatief stabiel en vaak ook in het begin van de dementie. Naarmate de dementie vordert, neemt de kans op verandering toe. Bij sommige vormen van dementie kan die verandering snel optreden; daarover later meer.

1.3 GEVORMD DOOR LEVENSERVARING

Iedereen maakt in zijn leven van alles mee: in werk, huwelijk, kinderen. Mooie, pijnlijke gebeurtenissen én verliezen. Er is geen simpel verband tussen levensgebeurtenissen in de jeugd en de volwassenheid, en later welbevinden in de ouderdom. Ieder beleeft een levensgebeurtenis anders, gaat er op een andere manier mee om. Mensen verschillen ook in eigen draagkracht en in de steun die zij van anderen krijgen. En de tijd heelt soms oude wonden, hoewel er ook littekens blijven.

Er is in elk geval wel een kortetermijneffect van stressvolle levensgebeurtenissen op het risico op ziekte. Alweer een halve eeuw geleden besloten Holmes en Rahe (1967) te onderzoeken in welke mate levensgebeurtenissen stress geven en tot ziekte leiden. Niet alleen hadden deze *life events* een vrij algemene invloed op de stresservaring, ook was er een correlatie tussen de zwaarte van en het aantal levensgebeurtenissen, en ziekte. Het overlijden van de partner kreeg daarbij een gewicht van 100, scheiding van 73, de pensionering van 45, een vakantie van 13 *life changing units* (LCU's), om een idee te geven van de relatieve zwaarte. Op basis van het totaal van doorgemaakte stressvolle levenservaringen van de afgelopen tijd (berekend met de LCU's) bleek het mogelijk een inschatting te maken van de waarschijnlijkheid dat deze persoon ziek zou worden.

Extreem negatieve levensgebeurtenissen heten psychotraumatische ervaringen. Denk aan (seksueel) misbruik, een doodsbedreiging of lichamelijke mishandeling. Zulke gebeurtenissen kunnen levenslange sporen nalaten. In de hersenen zelf, zoals een verhoogde gevoeligheid voor stress en controleverlies, in de persoonlijkheid en in de reacties op bedreigingen. Uit bevolkingsonderzoek is bekend dat het vóórkomen van psychotraumatische ervaringen het risico op latere psychiatrische problemen, zoals angsten, depressies of middelenmisbruik, met een factor 3 tot 4 vergroot. Hier kun je zeggen dat een probleem nooit alleen komt.

1.4 PERSOONLIJKHEID EN DEMENTIE

Wat doet dementie met de persoonlijkheid? Bij frontotemporale dementie zijn er vaak al snel sterke persoonlijkheidsveranderingen. Bij de ziekte van Alzheimer zijn die vaak pas duidelijker met de jaren, vooral als deze op hogere leeftijd ontstaat. Bij vasculaire dementie zijn de veranderingen afhankelijk van de omvang en plaats van de schade in de hersenen.

Er is meer dan de aangeboren persoonlijkheid. Iemand kan ook door de gevolgen van de dementie, zoals geheugenverlies en verminderd begrip, in een stresstoestand raken. Soms voelt de persoon juist niet aan wat zij wel en niet kan, en worden pogingen tot helpen als onnodige bemoeizucht ervaren. Bij vergevorderde dementie is er vaker apathie: iemand heeft dan minder plannen, ervaart minder emoties en is minder gericht op zijn omgeving. Als de wereld om je heen aan betekenis verliest, is het begrijpelijk dat je er minder op gericht bent. De apathie kan wel worden doorbroken in een dreigende situatie: dan zie je angstig of agressief gedrag.

Een andere vraag betreft de relatie tussen probleemgedrag en de persoon die hij of zij vroeger was. Bij een vrouw die vroeger vroom was, maar in haar dementie scheldt of snel slaat, mag je niet aannemen dat nu de ware aard van het beestje naar boven komt. Er zijn wel lichte aanwijzingen dat bepaalde trekken en gedragingen wat eerder dan andere beklijven bij dementie: piekeren, onaangenaam gedrag en impulsiviteit, en algemene gedragskenmerken als bedrijvigheid. Maar de vroegere persoonlijkheid wordt bij het vorderen van de hersenziekte meestal minder voorspellend voor stemming en gedrag (Cahn et al. 2005; Dorsselaer et al. 2006; Mukherjee et al. 2017; Osborne et al. 2010; Thissen et al. 2010; Torrisi et al. 2016).

1.5 Gedragsproblemen: vóórkomen en belasting

Tabel 1.1   Percentages vóórkomen probleemgedrag bij dementie (Wang et al. 2016)

probleemgedrag bij dementie	in %
apathie	49
depressie	42
agressief gedrag	40
angst	39
slaapstoornissen	39
prikkelbaarheid	36
eetstoornissen	34
overmatige motorische onrust	32
wanen	31
ontremming	17
hallucinaties	16
euforie	7

Een patroon doorbroken

Meneer Dirksen wordt met spoed overgeplaatst naar een andere afdeling, omdat hij met zijn verbale uithalen en dreigende gebaren andere bewoners de stuipen op het lijf jaagt. Nadat meneer Dirksen is overgeplaatst en zijn medicijnen zijn afgebouwd, keert zijn eerdere probleemgedrag niet terug. Het nieuwe team kan zich niet voorstellen dat er rond deze man eerder zulke problemen speelden. Door de overplaatsing is de context veranderd, en daarmee blijft het eerdere probleemgedrag achterwege. Het lukt niet er een vinger achter te krijgen hoe dat precies komt. Voelde hij de stress van de andere bewoners aan, en reageerde hij daarop? Dat zal een vraag blijven. En terugplaatsen als praktijkexperiment: dat kan maar beter niet gebeuren!

1.5   GEDRAGSPROBLEMEN: VÓÓRKOMEN EN BELASTING

Niet alle veranderingen in stemming en gedrag komen even vaak voor bij dementie. Het meest zien we apathie, depressie, agressief en angstig gedrag, slaapstoornissen en prikkelbaarheid. In tab. 1.1 staan percentages van het vóórkomen van gedragsproblemen die berekend zijn uit diverse onderzoeken.

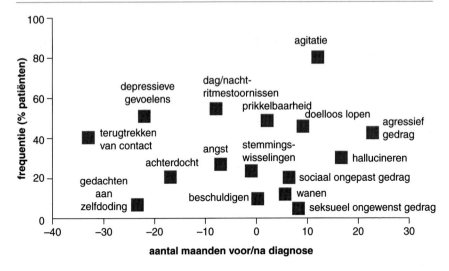

Figuur 1.1 Het verloop van dementie: veranderingen in stemming en gedrag. Bron: Wolkgrafiek afkomstig uit: Jost en Grossberg (1996)

1.5.1 PROBLEEMGEDRAG IN RELATIE TOT DEMENTIE-TYPE

Mensen jonger dan 60 jaar met dementie vertonen vaak al vroeg in het dementie-proces ingrijpende veranderingen in gedrag en stemming, vooral bij degenen bij wie de dementie in de voorzijde van de hersenen begint (frontotemporale dementie). Deze mensen verschillen onderling sterk, en bij hen moet je de wolkgrafiek uit fig. 1.1 niet als referentie nemen. Bij vasculaire dementie spelen de aangedane hersengebieden een rol in de effecten op stemming en gedrag, maar ook bij hoe de persoon poogt diens verminderde begripsvermogen en handicaps te hanteren. Soms leidt dit tot grote veranderingen in gedrag en persoonlijkheid, en soms ook geringere.

Bij studies naar de relatie tussen het dementietype en probleemgedrag blijken wel trends te bestaan, maar niet heel sterke. Bij de ziekte van Alzheimer zie je wat meer apathie en angstig gedrag. Bij frontotemporale dementie en jongere mensen (< 65 jaar) zie je vaker motorische onrust en ontremming en bij 'Lewy Body'-dementie hallucinaties. Bij gemengde dementie (alzheimer met vasculaire demen-tie) en bij vasculaire dementie komen wat minder stemmings- en gedragsproble-men voor. Het gaat daarbij om relatieve verschillen die zich pas aandienen bij onderzoek naar grote groepen mensen.

Met stemmings- en gedragsproblemen stijgt ook de gemiddelde belasting voor de mantelzorger (zoon/dochter, partner), behalve bij de minder voorkomende zie-kelijk opgewekte stemming (euforie).

1.5.2 GEDRAGSPROBLEMEN BIJ HET VERLOOP VAN DEMENTIE

De meeste gedrags- en stemmingsproblemen (behalve angst en euforie) nemen toe met de afhankelijkheid en het verloop van de dementie. In de puntenwolk van fig. 1.1 staan allerlei gedrags- en stemmingsveranderingen in verhouding tot het verloop van dementie. Op de horizontale as staat het tijdsverloop, waarbij 0 het moment van de diagnose dementie is. Het cijfer op deze as geeft het aantal maanden voor (-) en na (+) de diagnose aan. Het maximale vóórkomen van dat gedrag is daarbij afgebeeld via de positie op de horizontale as. Eerste conclusie: op grond van de vele, ook hoge percentages, is duidelijk dat bij dementie probleemgedragingen meer regel dan uitzondering zijn: tussen de 85 en de 95 % van de dementiepatiënten en hun zorgverleners kampen tijdens het ziekteverloop met een of meer ervan. Als we het plaatje langer bekijken, zijn er meer conclusies te trekken.

Zo blijkt dat in de eerste maanden van het dementieproces de verschijnselen minder 'gelinkt' lijken aan dementie: terugtrekgedrag in sociale situaties, zwaarmoedigheid, wantrouwen en angsten. Ze kunnen leiden tot – zoals dan later blijkt: – onterechte correcties of kritiek ('Let nu eens beter op', 'Doe gezellig mee'), die dan na de diagnose bij familie vaak zelfverwijt en schuldgevoel oproepen. 'Had ik maar geweten dat er dementie in het spel was!'

Met de dementie kan probleemgedrag zelf veranderen, het kan verdwijnen en er kunnen weer andere probleemgedragingen opkomen. Bovendien is er bij dezelfde persoon vaak meer dan één probleem (wat weerspiegeld wordt door de hoge percentages van de afzonderlijke gedragingen).

Als het gaat om depressieve gevoelens, ligt de piek ruim twintig maanden voor de diagnose; ruim de helft van de patiënten heeft daar dan last van. Bij vorderende dementie komen agitatie (80 %) en agressie (40 %) het meest voor. Ook is er in het begin van de dementie vooral sprake van verbale vormen van 'agressie' (achterdocht, onterechte beschuldigingen, prikkelbaarheid).

De ernst van het probleemgedrag hangt overigens samen met de ervaren stress van de (mantel)zorger.

1.6   DEKT DE VLAG DE LADING?

Probleemgedrag is met een of twee woorden te typeren: roepgedrag, prikkelbaar gedrag, doelloos lopen en dergelijke. Maar met een trefwoord ter karakterisering heb je nog geen interventieplan. Een classificatie van gedragsuitingen geeft geen houvast voor de behandeling. Bij dezelfde classificatie ('weerstand tegen de zorg', 'agressie') kunnen verschillende mechanismen een rol spelen, waaronder pijn en fysiek ongemak, agitatie, een vroeger psychotrauma, het niet kunnen volgen of snappen van wat er plaatsvindt en een ontregeld brein. Deze en andere invloeden of onderliggende oorzaken vereisen elk andere aandachts- en actiepunten. Bovendien zijn typeringen van probleemgedrag (categorieën) moeilijk af te grenzen en overlappen ze elkaar. Valt 'roepgedrag' bijvoorbeeld onder 'geagiteerd gedrag'? Of angstig gedrag? Zo nee, hoe is het daarvan te onderscheiden? En is 'aanhoudend aandacht vragend gedrag' in feite een variant van 'angstig gedrag' of iets anders? Er valt voor elke suggestie wel iets te zeggen. Ook als bij observatieschalen bepaald gedrag overmatig sterk naar voren komt (onrustig gedrag, apathisch gedrag, verdrietig gedrag), geeft dat nog weinig zicht op oorzaken, invloeden en mogelijke interventies.

Omgekeerd kan hetzelfde probleem bij verschillende mensen gedragsmatig anders tot uiting komen. De een wordt bij psychische vermoeidheid stil en teruggetrokken, de ander ontremd en weer een ander prikkelbaar en ongericht actief. Mensen met pijnklachten kunnen ongedurig actief worden, of juist niet meer in actie komen om zo elke extra pijnprikkel te mijden.

De typering van het probleemgedrag is meer dan een etiket. Het is een vertrekpunt om het gedrag verder te beschrijven in termen van ernst, gedragsuitingen, vóórkomen en mogelijke samenhangen met andere persoonlijke kenmerken en de omgeving. Daarnaast heeft elk probleemgedrag ook weer eigen risico's en valkuilen. Roepgedrag is voor de omgeving belastend, omdat je je oren er niet voor kunt sluiten. Apathisch gedrag is vaak voor de partner belastender dan voor de begeleider, vanwege de persoonlijke band die verdwijnt, terwijl het verlies daarvan minder wordt onderkend door de omgeving. 'Maar je hebt hem toch nog? En hij is zo rustig!' Zie de typering van het probleemgedrag daarom niet als een nutteloze aangelegenheid, maar als een eerste stap tot verdere verkenning.

Vragen om het probleemgedrag te verkennen
Beschrijving
Hoe ziet het gedrag eruit? Beschrijf het verloop ervan eens nauwkeurig.
Is het op medebewoners, personeel, zaken en/of de omgeving gericht?

Geschiedenis
Sinds wanneer speelt het? Hoe is het opgekomen?
Speelden tijdens het ontstaan van het gedrag andere zaken (lichamelijk, psychisch, sociaal, in de woonomgeving)?

Wanneer, hoe vaak en hoe lang?
Hoe vaak doet het zich voor? Op welke dagen of dagdelen, op welke tijdstippen en met welke duur? Wanneer is het er *niet*? Bij wie heeft het zich (nog) niet voorgedaan?

1.6 Dekt de vlag de lading?

Waardoor neemt het af? Stopt het gedrag 'spontaan' of door iets of iemand anders?

Wanneer, en mogelijk waardoor, neemt het probleemgedrag toe?

Ontlokkers, omstandigheden
Lijken er 'triggers' voor te zijn? Of anders gezegd: zijn er provocerende omstandigheden? Wat deed hij of zij voorafgaand het incident? En wat deden anderen?

In welke omstandigheden speelt het? Wie is er bij als het zich voordoet?

Gevolgen
Wat zijn de gevolgen van het gedrag? Voor wie is welk aspect ervan een probleem?

Welke gevoelens roept het op bij anderen?

Hoe is erop gereageerd, met welk effect? Wat zijn de afspraken voor de omgang ermee?

Bij gedrag dat al langer bestaat: waarom wordt het nu als een probleem gezien?

Zelfrapportage, beleving en doel
Wat zegt de persoon zelf over de situatie? Wat zijn naar zijn/haar zeggen diens beweegredenen?

Hoe is de stemming? Zijn er psychiatrische problemen, zoals depressiviteit, verdriet, (faal)angst en achterdocht, psychotische problemen, spanningen? Denk je dat hij of zij iets wil duidelijk maken met het gedrag? Zo ja, wat?

Sterke kanten/positieve kenmerken/interesses
Wanneer is en was deze persoon op haar/zijn best? Wat zijn haar/zijn mogelijkheden, en hoe kunnen deze aangewend worden? Wat trekt deze persoon, wat boeit hem of haar? Wordt dit ook aangeboden?

Gewoonten
Hoe zijn de leefgewoontes, en wat zijn de voorkeuren qua dagritme/ leefstijl? Hoe verhouden die zich tot het leven hier en nu?

Hoe ging de persoon vroeger om met spanning? En met stressvolle levensgebeurtenissen?

Middelengebruik
Hoe is het gesteld met alcohol, drugs, medicijnen, roken, overmatig koffiegebruik, zelfmedicatie en gebruik van andere middelen?

Welke middelen werden *niet* goed verdragen?

1 Verkenning van probleemgedrag

Lichamelijke knelpunten en moeilijkheden in functioneren
Zijn er andere knelpunten die mogelijk doorspelen in het gedrag hier en nu? Denk bijvoorbeeld aan een lichamelijke kwaal of ziekte, of verlies van zelfstandigheid.
Hoe is het comfort bij zitten en liggen?

Een lichamelijke check kan de volgende onderwerpen beslaan:
- zintuiglijke problemen (denk ook aan de: instelling en werking gehoorapparaat, scherpte bril);
- hersenproblemen, cerebrale verwardheid (delier), niet meer herkennen van voorwerpen en vertrouwde personen, apraxie, afasie, geheugen- en begripsverlies;
- verminderde conditie, vermoeidheid;
- ziektes; bijvoorbeeld griep, bloedarmoede, ontregelde suiker, allergieën;
- pijn, jeuk, verhoogde spierspanning;
- slaap-waakpatroon;
- maag-darmproblemen (zoals maagzweer, obstipatie, incontinentie);
- ademhalingsproblemen (zoals cara, pneumonie);
- bijzonderheden rond de bloedsomloop (hartritmestoornissen, verlaagde bloeddruk, gevoeligheid voor omgevingstemperatuur);
- hormonale problemen (bijvoorbeeld ontregelde schildklier, stoornissen in de elektrolyten-, vocht- en voedingsbalans (bijv. dehydratie) of urinewegproblemen (bijv. infectie);
- gevoeligheid voor bepaalde voedingsmiddelen (denk ook aan alcohol, coffeïne).

LITERATUUR

Cahn, C., Allewijn, M., & Diesfeldt, H. F. A. (2005). Premorbide persoonlijkheid en agressief gedrag bij bewoners van een psychogeriatrisch verpleeghuis. *Tijdschrift voor Gerontologie en Geriatrie, 36*(5), 188–192.

Dorsselaer, S. van, Graaf, R. de, Verdurmen, J., et al. (2006). *Trimbos Kerncijfers psychische stoornissen: Resultaten van Nemesis-1 (Netherlands Mental Health Survey and Incidence Study)*. Utrecht: Trimbos-instituut.

Holmes, T. H., & Rahe, R. H. (1967). The social readjustment rating scale. *Journal of Psychosomatic Research, 11*(2), 213–218. http://www.sciencedirect.com/science/journal/00223999.

Literatuur

Jost, B. C., & Grossberg, G. T. (1996). The evolution of psychiatric symptoms in Alzheimer's disease: A natural history study. *Journal of the American Geriatrics Society, 44,* 1078–1081.

Mukherjee, A., Bisqas, A., Roy, A., Biswas, S., Gangopadhyay, G., & Das, K. (2017). Behavioural and psychological symptoms of dementia: Correlates and impact on caregiver distress. *Dementia and Geriatric Cognitive Disorders Extra, 7*(3), 354–365. Published online 2017 Nov 1. https://doi.org/10.1159/000481568. https://www.ncbi.nlm.nih.gov/pmc/articles/PMC5731149/.

Osborne, H., Simpson, J., & Stokes, G. (2010). The relationship between pre-morbid personality and challenging behaviour in people with dementia: A systematic review. *Aging and Mental Health, 14*(5), 503–515.

Thissen, A. J. C., Ekkerink, J. L. P., Mahler, M. M., Kuin, Y., Wetzels, R. B., & Gerritsen, D. L. (2010). Boos, bedreigd of impulsief? Een onderzoek naar premorbide persoonlijkheid en agressie bij psychogeriatrische verpleeghuisbewoners. *Tijdschrift voor Gerontologie en Geriatrie, 41,* 116–125.

Torrisi, M., Cola, M. C. de, Marra, A., Luca, R. de, Bramanti, P., & Calabrò, R. S. (2016). Neuropsychiatric symptoms in dementia may predict caregiver burden: A Sicilian exploratory study. *Psychogeriatrics, 17*(2):103–107. https://doi.org/10.1111/psyg.12197, https://www.ncbi.nlm.nih.gov/pubmed/27411501.

Wang, H. F., Jiang, T., Tan, M. S., Tan, L., Xu, W., Li, J. Q., et al. (2016). The prevalence of neuropsychiatric symptoms in Alzheimer's disease: Systematic review and meta-analysis. *Journal of Affective Disorders, 190*:264–271. https://doi.org/10.1016/j.jad.2015.09.069. (Epub 2015 Oct 24).

Zuidema, S. U., Meer, M. M. van der, Pennings, G. A. T. C., & Koopmans, R. T. C. M. (2006). Prevalentie van probleemgedrag bij een groep dementerende verpleeghuispatiënten. *Tijdschrift voor Gerontologie en Geriatrie, 37,* 19–24.

Zuidema, S.U., Smalbrugge, M., Bil, W.M.E., Geelen, R., Kok, R.M., Luijendijk. H.J., et al. (2018). *Multidisciplinaire Richtlijn probleemgedrag bij dementie.* Utrecht: Verenso, NIP.

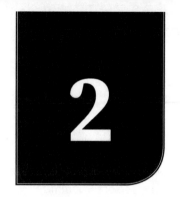

DEMENTIE

BREED EN GERICHT KIJKEN NAAR PROBLEEMGEDRAG

PERSPECTIEF, FOCUSSEN EN BREED KIJKEN

© Bohn Stafleu van Loghum is een imprint van Springer Media B.V., onderdeel van Springer Nature 2019
R. Geelen, *Probleemgedrag bij dementie*, Nursing-Dementiereeks,
https://doi.org/10.1007/978-90-368-2253-4_2

Er is niets zo praktisch als een goede theorie.
Kurt Lewin

Hoe moet je kijken naar probleemgedrag? Het gaat daarbij allereerst om een persoonlijk gezichtspunt, om betrokkenheid bij déze mens, oftewel een persoonsgerichte visie. Waarop let je verder bij de vele indrukken en gegevens van deze kwetsbare persoon? Sommige modellen, zoals het biomedische of leermodel, leggen daarin accenten. Andere, zoals de systeemleer, geven een meer algemeen kader. Voorbeelden van beide komen aan bod. Bij probleemgedrag voldoet vaak niet één visie of model; je zult afhankelijk van de situatie een bepaalde en niet zelden zelfs meerdere brillen moeten opzetten.

Gevangen in de koplampen

Wie op een kronkelige, onverlichte weg in de bocht een tegenligger ontmoet, kan beter niet in paniek raken. Richt de blik niet op de koplampen van de tegenligger, maar op het openliggende deel van de weg. Bepaalde zaken eisen de volle aandacht, zoals de ruimte voor en naast je: kun je wel passeren? Kunnen we nog stoppen? Ook achtergrondinformatie speelt mee, zoals weten dat links van de weg een diepe sloot loopt en rechts een vlak weiland ligt. Welke kant ga je dan op als je echt moet uitwijken? En hoe gedraagt de tegenligger zich eigenlijk, wat lijkt die van plan, en hoe moet ik mij daarop afstemmen?

Soms wil en moet je de aandacht richten op het probleem (de tegenligger), maar vaak ook op omgevingsfactoren en hoe je bij deze persoon en in deze situatie dient te handelen. Maar je moet ook letten op waar 'ruimte' is, en wat je handelingsalternatieven zijn.

2.1 HET PERSOONSGERICHTE GEZICHTSPUNT

Be the change you want to see in the world. Start with yourself, and the healing will multiply.
Mahatma Ghandi

Tom Kitwood (1992, 1997) geldt als de pionier van de persoonsgerichte visie op mensen met dementie. Hij zette zich af tegen de vroeger gangbare verpleeghuiszorg, die meer aan 'intensieve menshouderij' dan aan liefdevolle individuele zorg deed denken. Denk aan grote groepen mensen in een huiskamer, achtpersoonsslaapkamers, vaste toiletrondes, grootschalige activiteiten waar bewoners ongeacht hun voorkeur naartoe werden gebracht, het gebruik van dwangmaatregelen, en starre afdelingsregels ('Om 9.00 ontbijt, 11.00 toiletronde').

Zorg en verblijf moeten juist tegemoetkomen aan menselijke basisbehoeften, die we allemaal delen én waarin we individueel verschillen. De begeleiding en zorg verlangt individuele afstemming. Daarbij kijk je ook naar de omgeving van dit unieke individu: diens familie en materiële leefomgeving. De mens met dementie is een persoon met eigen achtergronden en behoeften, geen verzameling van beperkingen of stoornissen. De focus ligt op de kwaliteit van leven, het bevorderen van welbevinden en optimaal dagelijks functioneren, mét andere cliënten en familie. Je houding is er meer een van begrip en willen begrijpen dan gefixeerd op doen en ingrijpen. Zonder persoonlijke insteek is de zorg zielloos. Als iemand als object wordt behandeld en daartegen ageert, is dat een normale reactie op een abnormale situatie. De disciplines rondom de persoon delen deze persoonsgerichte visie en werken van daaruit.

Verpleeghuiszorg anno 1965

Er zijn pittige discussies gevoerd of een groep in kleinschalig wonen uit zes of acht bewoners moest bestaan. Dat lijkt lachwekkend als je kijkt naar de jaren tachtig van de vorige eeuw en eerder: afdelingen met dertig, soms zelfs veertig bewoners waren geen uitzondering. Met slaapkamers van zes tot acht cliënten. Bij activiteiten ging het net zo. In één bijzonder grote ruimte vonden tegelijk ongeveer zes verschillende activiteiten plaats, met even zoveel begeleiders voor ruim veertig kwetsbare ouderen. Aan het eind van de middag, kwam dan enorme onrust op, die als een acuut besmettelijk virus de meeste aanwezige bewoners aanstak. Tussen de tien en dertig ouderen die tegen de (afgesloten!) deur aan het duwen waren om maar weg te komen. 'Wij moeten naar huis!' Om half vijf werd de deur geopend, en de vloedgolf door de gang van bewoners gekanaliseerd doordat bij elke afdeling een begeleidster stond, die 'haar' bewoners uit de stroom plukte en naar de eigen afdeling dirigeerde.

Ook op de afdeling was de zorg aanbodgericht en stereotiep. Vrouwen kregen standaard 's avonds een advocaatje, mannen bier met een sigaar. En tegen die dokter die zich afvroeg waarom deze demente man een sigaar kreeg, terwijl hij nooit had gerookt, werd gezegd: 'Nou je ziet het toch, hij rookt hem op!'

Profielschets persoonsgerichte zorg

- Elk mens is uniek en heeft recht op respect voor diens achtergrond en levensgeschiedenis, eigen aard en gewoonten.
- De persoonlijke achtergrond bepaalt mee hoe iemand de eigen dementie ervaart, erop reageert en ermee omgaat.
- De persoon in kwestie wordt hierop bevraagd; diens kijk en mening tellen mee. Het gaat niet zozeer om ingrijpen, maar eerst om begrijpen.
- Er is en blijft een wisselwerking bestaan met de omgeving, waarbij zowel naasten als professionals invloed hebben en houden op het welbevinden van de kwetsbare persoon. Probleemgedrag is geen geïsoleerd verschijnsel. Je kunt er geen conclusies over trekken, als je er niet ook de eigen relaties met en invloeden op de kwetsbare persoon bij betrekt. Als zorgprofessional ben je geen onafhankelijk toeschouwer.
- Begeleider en behandelaar letten daarom op de context waarin iemand probleemgedrag laat zien. Ze leveren inspanning om die context, ook als er (nog) geen probleemgedrag is, zo optimaal mogelijk te laten zijn.
- Daarvoor kijken zij naar mogelijkheden om universele menselijke behoeften bij deze persoon tot hun recht te laten komen. Die zijn (tussen haakjes staan de oorspronkelijke termen van Kitwood):
  - behoefte aan liefdevolle aandacht en respect ('Love');
  - behoefte aan veiligheid en vertrouwdheid ('Attachment');
  - behoefte aan troost en steun ('Comfort');
  - behoefte aan sociale inclusie, erbij horen ('Inclusion');
  - behoefte aan participatie en iets om handen hebben ('Occupation');
  - behoefte aan behoud van identiteit en zelfwaardering ('Identity').

2.2 MODELLEN VAN PROBLEEMGEDRAG

Theories and models should be kept as simple as possible, but not simpler as that.
naar Albert Einstein

Je ziet het pas als je het begrijpt.
Johan Cruijff

2.2 Modellen van probleemgedrag

We bespreken diverse zienswijzen en modellen om te kijken naar gedrag. De eerste focussen op een bepaald aspect uit de complexe werkelijkheid, zoals lichamelijke processen (biomedisch model) of onvervulde persoonlijke behoeften ('unmet needs'-model). De modellen die uitgaan van een systeemvisie volgen daarna (tab. 2.1).

Er is geen superieur model. Ze sluiten elkaar niet uit en overlappen elkaar deels. Telkens bezie je welke zienswijze het vruchtbaarst lijkt, en soms is bij deze persoon een combinatie van modellen wenselijk.

'Onbegrijpelijk: wat bezielt haar!'

Uit haar kamerraam plassen, of mensen haar kunnen zien of niet. Bekertjes met urine op de vloer uitstallen, meteen na het eten op de wc braken opwekken, een vieze smeerboel van haar kamer maken en teamleden aanklampen, soms wel een uur ijsberen, geen aandacht opbrengen voor geruststelling of bijsturing … daarmee is niet alles opgesomd. Als kind was ze moeilijk handelbaar hoewel ze 'uit een goed nest' kwam. Vanaf haar pubertijd gebruikte ze drugs en veel alcohol. Later, rond haar veertigste, liep haar leven spaak en ontwikkelde ze een korsakovdementie.

Medicatie voor een misschien altijd aanwezige aandachtsstoornis blijkt haar probleemgedrag enorm te versterken. Daarna krijgt ze een neurolepticum. Na weken van afstemmen wordt ze kalmer en vriendelijker, en na enkele weken legt ze dagelijks een kaartje met een tafelgenoot. In doen en laten is ze onherkenbaar veranderd, in positieve zin. Zonder andere interventies dan die pillen!

2.2.1 HET BIOMEDISCHE MODEL

De nadruk ligt in het biomedische model op (objectief vaststelbare) lichamelijke oorzaken en problemen. Psychische en sociale invloeden kunnen meewerken in de (ervaren intensiteit van) gevolgen van een aandoening, maar zijn er niet de oorzaak van. Het biomedische model zoekt oorzaken vooral in ziekten en verstoorde biochemische processen in de hersenen en/of het lichaam. Bij onderzoek ligt de nadruk op wat iemand (fysiek) heeft. Gedragingen, klachten en symptomen bieden aanwijzingen voor onderliggende biologische problemen in het brein of het lichaam en daarmee aanknopingspunten voor behandeling.

2 Breed en gericht kijken naar probleemgedrag

Tabel 2.1 Modellen van probleemgedrag

het biomedische model	gedrag ontstaat door ziekten en (verstoorde) lichamelijke processen.
het leermodel	Gedrag ontstaat door in- en uitwendige prikkels en door bekrachtiging volgend op gedrag. Door die prikkels en gevolgen van gedrag te wijzigen, kun je gedrag veranderen.
het adaptatie-coping-model	gedrag, ook probleemgedrag, is een reactie op stress, ontstaan door ziekte, verliezen en opname.
model van afnemende drempelwaarden ('progressive lowered stresshold'-model)	Probleemgedrag ontstaat door verminderde cognitieve, affectieve en functionele vaardigheden. Die verlagen de persoonlijke drempelwaarden, en als de omgevingseisen die overschrijden nemen angst en onrustig/prikkelbaar gedrag toe.
model van onvervulde behoeften ('unmet needs'- model)	Inadequaat gedrag, zoals agressie, ontstaat door onvervulde behoeften. Denk daarbij aan: pijn, honger of dorst, verveling en zintuiglijke deprivatie, eenzaamheid of overprikkeling. Je wilt die onvervulde behoeften achterhalen en eraan tegemoet komen.
systeemmodel/systeemvisie voorbeelden:	
– multifactorieel model (Kitwood 1997)	gedrag is een functie van meer factoren: – persoonlijkheidsfactoren en wijze van omgaan met problemen (copingstijl); – biografie (levensgeschiedenis); – lichamelijke gezondheid; – neurologische schade; – sociale en omgevingsfactoren.
– dynamische systeemanalyse (Bakker)	Gedrag en psychisch lijden van mensen met dementie is het resultaat van een complexe wisselwerking tussen factoren op zeven uiteenlopende gebieden, die bovendien in de tijd wijzigen. Dit vraagt een continue geïntegreerde, multidisciplinaire samenwerking.
– ijsbergmodel (McClelland)	Gedrag en ook probleemgedrag kun je zien als het zichtbare topje van een ijsberg, waaronder uiteenlopende en verschillende zaken schuilen. Zoals cognitieve en affectieve functies, en de lichamelijke gesteldheid. Taak is naast het gedrag op zich, de onderliggende invloeden te verhelderen en te optimaliseren.

2.2 Modellen van probleemgedrag

2.2.2 HET LEERMODEL

Het gedragstheoretische of leermodel ziet probleemgedrag als uitgelokt en in stand gehouden door innerlijke en omgevingsstimuli. Het leermodel is gebaseerd op experimenteel getoetste leerprincipes (denk aan het belonen van dieren, de hond van Pavlov). Gedrag wordt beïnvloed via bekrachtiging: deze kan materieel (zoals wensvoeding) of immaterieel zijn (bijv. aandacht, compliment).

Een nieuw plan mislukt door oude associaties

De ochtendzorg bij mevrouw Benali is maanden een beproeving, voor haarzelf én voor de teamleden. Ze heeft het snel koud, en elke zorghandeling is een plaag vanwege haar stramme en gevoelige lijf. Zo heeft ze bijvoorbeeld een heel pijnlijke schouder, die opspeelt bij het aan- en uittrekken van kleding. Als de zorgverlener het kalm aan doet, wordt ze ongeduldig; een snelle en efficiënte aanpak kan zij niet volgen. Dan gaat ze gillen en slaan. Zelfs als met veel moeite alle probleempunten zijn ondervangen, zie je haar bij het binnenkomen van de sanitaire ruimte nog steeds verstijven. Ergens weet ze nog dát er iets onaangenaams gaat gebeuren, maar niet wát precies. Wellicht zijn er in de gelijk gebleven context eerder geconditioneerde prikkels die de oude stress oproepen? Zoals het felle licht? Het witte sanitair? De vorm van de ruimte? Iets anders? Je kunt niet als in een experiment die variabelen manipuleren om te achterhalen wat hun invloed is op het probleemgedrag. Activering van de oude nare verbindingen kan ook worden voorkomen met een andere, hopelijk veel betere aanpak, in een heel andere ruimte met een andere sfeer. Je omzeilt zo de effecten van het eerdere klassiek conditioneren (par. 4.5.5). Als de oude relevante omgevingskenmerken (de geconditioneerde stimuli) daar afwezig zijn, komt er speelruimte voor het uitblijven van het probleemgedrag. Indien gewenst kunnen daarna geleidelijk aan de elementen van de oorspronkelijke zorgomgeving worden geïntroduceerd, zodat klassieke deconditionering optreedt. Maar dan ben je met gedetailleerd maatwerk bezig. Zit er een trigger in de verlichting, de geur van de ruimte, bepaalde zorghandelingen, een wijze van begeleiden? Of beter: in welke combinatie van stimuli?

Hij kan er wel/niet iets aan doen

Meneer Thijssen kan bij de zorg weleens met zijn hand naar de borsten of bilpartij van zijn begeleider gaan. Hij knijpt niet, tast evenmin door, maar het blijft natuurlijk ongewenst en onprettig. Het ene teamlid reageert niet echt op hem; ze laat het maar 'want de zorg is toch zo af en je kan wel bezig blijven'. De ander moet erom grinniken, of staakt de zorg en vermaant hem.

Door dit wisselende reageren kan operant leren met gedeeltelijke of inter-mitterende bekrachtiging (par. 4.5.6) optreden. Gedrag dat zo nu en dan wordt beloond, zal als gevolg daarvan ook bij een consequent begren-zende aanpak moeilijker uitdoven. Als je pas na lange tijd terugkomt op zijn gedrag kan dat betekenen dat het effect van die feedback minder is. Het kan echter ook juist passend zijn, omdat de 'andere stemming' hem ontvankelijker maakt voor wat je zegt. Hoe dan ook: je gaat na welke leer-wetten je bij deze persoon kunt toepassen. Wat is nog haalbaar bij deze persoon in deze toestand? Operant leren zal niet werken bij iemand die zich nauwelijks bewust is van diens omgeving, of daarvan niets kan vast-houden. Dat kan het geval zijn bij iemand die zo gespannen, ontregeld of anderszins emotioneel is dat niets beklijft.

Door in teamverband afspraken te maken over de begeleiding en het effect ervan bij te houden, stel je de aanpak bij. In de situatie van meneer Thijssen zijn op grond van het leermodel ook alternatieve routes mogelijk, zoals responspreventie: één teamlid zorgt ervoor dat hij haar collega niet kán betasten, of hij wordt verzorgd door een mannelijke collega. Je kunt ook de context veranderen, zoals zorg geven in een grotere ruimte of op een niet-emotionele toon een beroep doen op zijn zelfwerkzaamheid.

Wie manipuleert wie?

Mevrouwe Vennen lijkt teamleden om haar vinger te winden met haar wisselende gedrag. Of is niet *zij* wispelturig, maar zit de angel in wisselend gedrag van teamleden? Haar gedrag brengt op korte termijn weliswaar voordelen, zoals spanningsvermindering en (soms) meer contact, maar heeft later allerlei nadelen, waaronder teamdiscussies en minder krediet voor haar, minder spontaan contact, meer spanning om haar heen … zo is de vicieuze cirkel rond (lees verder in par. 5.2).

2.2 Modellen van probleemgedrag

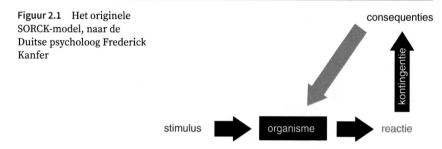

Figuur 2.1 Het originele SORCK-model, naar de Duitse psycholoog Frederick Kanfer

Het SORKC-schema

Om helder te krijgen hoe gedrag wordt bekrachtigd, zijn uiteenlopende methoden voorhanden. Een bekende en nog veel gebruikte is het SORKC-schema (fig. 2.1). Vragenderwijs wordt het schema ingevuld; bij dementie vaak met verzorgers, begeleiders en verwanten. De letters SORKC staan voor de volgende bouwstenen:

- S Stimulus: de externe of interne factoren die het gedrag ontlokken. Wat zet het gedrag in gang, en wat kun je hiertegen doen?
- O Organisme: de individuele kenmerken van de cliënt die (mede)bepalend zijn voor het ontstaan van het gedrag. Hieronder vallen onder meer: persoonlijkheidskenmerken, het cognitief functioneren, de stemming, voorkeuren en behoeften, en gezondheidsfactoren.
- R Respons: de reactie van het organisme:
  - gedrag;
  - gedachten;
  - gevoelens.

  Deze worden in neutrale, zo objectief mogelijke bewoordingen genoteerd in het schema.
- — C + wegvallen positieve consequentie.
- K Kontingentie (van het oorspronkelijke Duitse *Kontingenz*, zoals gebruikt in de Nederlandse vakliteratuur; in het Nederlands: contingentie): de relatie tussen tijd van de respons en bekrachtiging (Consequentie). Volgt de bekrachtiging direct (dan is het effect sterker) of uitgesteld? Volgt deze altijd of zo nu en dan (bij dit laatste wordt uitdoven van het gedrag moeilijker)?

- C Consequenties: consequenties van het gedrag voor de cliënt:
  positieve consequenties:
  - + C + toevoegen positieve consequentie;
  - – C – wegvallen negatieve consequentie;
  negatieve consequenties:
  - + C – toevoegen negatieve consequentie;

Hoe kun je gedrag veranderen?

Je kunt probleemgedrag voorkomen door de S-R-relatie, zoals bij mevrouw Benali, niet te triggeren, dus door de stimulus/stimuli te mijden die het (probleem)gedrag oproept. Het slaan blijft uit als je voorkomt dat haar pijnlijke schouder opspeelt, door pijnstilling of door gebruik te maken van kledingstukken waarbij je haar zere arm niet hoeft op te tillen. Meneer Thijssen vertoont het probleemgedrag misschien niet als hij door een man wordt begeleid of als hij in een grotere ruimte wordt verzorgd, zodat de zorgverlener niet dicht op hem hoeft te staan.

Een andere route is differentiële bekrachtiging: niet ingaan op het negatieve gedrag (ook niet bestraffend), en positief, gewenst of zelfstandig gedrag belonen. Het operante leren richt zich op de RCK-relatie. Een andere optie is te zorgen dat iemand in de loop van de dag meer positieve ervaringen heeft (opvoeren positieve bekrachtigingen), zodat de voedingsbodem voor probleemgedrag verschraalt.

Een SORKC-analyse helpt om niet te navelstaren op probleemgedrag alléén. Nadrukkelijk worden stimuli en triggers (S), persoonlijke omstandigheden, kenmerken en kwaliteiten in de analyse meegenomen (S + O) evenals gevolgen van het probleemgedrag (CK). Het is te kort door de bocht om te zeggen dat iemand probleemgedrag laat zien om 'er voordeel uit te halen'. Dat lijkt soms zo, en misschien is dat op de korte termijn ook het geval, maar dan vaak niet eens bewust, waarbij op wat langere termijn ook voor de persoon in kwestie de nadelen en risico's zich opstapelen. Vaak is probleemgedrag ontstaan door onbewust leren, door associatie met onprettige prikkels en nare ervaringen.

2.2.3 HET ADAPTATIE-COPINGMODEL

Elk mens heeft zijn redenen voor onverklaarbaar gedrag.
Margriet de Moor, in haar roman *Hertog van Egypte*

2.2 Modellen van probleemgedrag

'Gek word je van dat mens'

> Ze kreeg er al klappen door van medebewoners, maar dat blijkt haar veel-vuldig vragen naar 'huis' niet te stoppen. Mevrouw Van Etten was voor haar dementie een zelfstandige vrouw die je geen knollen voor citroenen kon verkopen. Ze runde een bloeiende groentezaak, was gewend over alles goed na te denken en haar eigen boontjes te doppen. Nu door haar dementie de huiskamer en medebewoners, eigenlijk alles voor haar niet vertrouwd is, wordt het begrijpelijker dat ze vragen stelt aan iedereen die ze ziet. Ook snap je dan dat zij geen genoegen neemt met een antwoord dat haar niet bevredigt. Hoe vermoeider en gespannener ze raakt, hoe extre-mer haar gedrag: onder stress worden we nu eenmaal eerder een karika-tuur van ons zelf. Als je haar gedrag bekijkt in het licht van aanpassing aan een ondoorzichtige, emotioneel onveilige situatie, dient zich de vraag aan hoe je aan deze onvervulde behoefte van haar tegemoet kunt komen.

Het adaptatie-copingmodel van Dröes (1991) combineert het model van Lazarus en Folkman (1984) met het crisismodel van Moos en Tsu (1977). Mensen met een chronische ziekte moeten zich aan de gevolgen daarvan aanpassen oftewel adap-teren. Gedrag, en ook probleemgedrag, is een aanpassingsreactie op de gevolgen van de ziekte en eventuele institutionalisering (adaptatie) en een omgaan met de stress die hierdoor ontstaat (coping). Oftewel: de persoon is zelf actief en kan daar-bij steun uit de omgeving goed gebruiken. Er zijn zeven adaptieve taken:

1. omgaan met de eigen invaliditeit;
2. handhaven van een emotioneel evenwicht;
3. behoud van een positief zelfbeeld;
4. zich voorbereiden op een onzekere toekomst;
5. ontwikkelen van een adequate relatie met verzorgenden;
6. ontwikkelen en onderhouden van sociale relaties;
7. omgaan met de verpleeghuisomgeving (zoals instellingsregels, ruimte).

Een copingstrategie kan probleemgericht of emotiegericht zijn. De probleemge-richte versie is actief, handelend. Een emotiegerichte strategie op het beheersen van emoties (afstand nemen, bagatelliseren, afleiding zoeken). Hoe een bepaalde strategie uitpakt hangt af de situatie.

2.2.4 MODEL VAN AFNEMENDE DREMPELWAARDEN

Vele kleintjes maken …

Vaak laat in de middag, maar soms wat vroeger raakt mevrouw van Dallum ontregeld. Haar rode gelaat met parelende zweetdruppels is het signaal dat onrust bezit van haar neemt. Ze moet nu echt naar de kinderen, anders staan ze alleen voor het huis (in haar geest zijn ze weer een jaar of zes). Ze moet 'naar huis': uitleg of afleiding komen dan niet meer aan. 'Zuster help nu toch, ik moet naar mijn kinderen toe!'

Achteraf kan dan blijken dat meerdere 'kleine 'invloeden hieraan voorafgingen. Een matige nachtrust; ochtendzorg door een gehaaste en gespannen begeleider, waarbij zij zich meer een afhankelijk object dan een geliefd persoon voelde; een intensief ochtendprogramma, waarin zij geregeld het gevoel had dat ze de bezigheid niet kon volgen; verlies van overzicht tijdens de middagmaaltijd; een zeurende pijn in haar linkerheup …

De opstapeling van dergelijke invloeden is voldoende om in de middag ontregeld te raken, dan is ze toch al minder in vorm. Een hartig hapje in de middag en goed doseren wat je 's ochtends van haar verlangt, verlichten de situatie misschien wat. Het belangrijkste blijft om actief in te spelen op de eerder genoemde invloeden. Ook dan zal ze zo nu en dan onrustig worden; de drempels worden immers met het ziekteproces lager. Als er beter wordt ingespeeld op de bovengenoemde invloeden neemt het vraaggedrag niet sterk af in frequentie. Maar het klinkt wel wat minder urgent dan eerder. Nu klinkt het: 'Zuster, kunt u me helpen? Ik *wil* zorgen voor mijn kinderen.' Van moeten naar willen: dat is meer dan een accentverschil.

Mensen met dementie hebben meer moeite met het waarnemen, verwerken en reageren op omgevingsstimuli. Dat komt doordat hun cognitieve, emotionele en functionele vaardigheden in het ziekteproces geleidelijk afnemen. De drempel om met stress te reageren op omgevingsprikkels wordt daarmee ook steeds lager (Hall en Buckwalter 1987; Hall et al. 1995). De heftigheid en frequentie van probleemgedrag hangen daardoor nauwer samen met omgevingsfactoren en de mate van dementie. Bij vorderende dementie komen hierdoor volgens dit model gemiddeld meer probleemgedragingen naar voren. Hoe meer in- en externe stressbronnen, hoe waarschijnlijker probleemgedrag optreedt, vaak in de vorm van angst en prikkelbaar/onrustig gedrag. Interne triggers voor probleemgedrag zijn bijvoorbeeld vermoeidheid, pijn en gebrek aan comfort, ziekte, honger, onbegrip, zich niet geliefd/gewaardeerd voelen, zich als object behandeld/benaderd voelen en bang zijn of faalervaringen. Externe bronnen zijn ongewenst geluid, overprikkeling, gehaaste bejegening, verhuizing, een ander dagritme of wijziging in de zorgroutine. Er is een 'druppeleffect': kleine stressbronnen vullen de emmer gedurende dagen totdat die overloopt.

Zodra de zintuiglijke prikkels de verwerkingscapaciteit en stressdrempel te boven gaan, ontstaat angst en geagiteerd gedrag. Vaak is het dan uiteindelijk de bekende druppel die de emmer doet overlopen. Volgens dit model is het belangrijk om de eerste signalen van angst of prikkelbaarheid tijdig te signaleren en de onderliggende stressoren op te sporen. Alleen zo kun je gepaste maatregelen nemen. Aanpassen van het dagschema, inbouwen van rustmomenten en het selectief aanbieden van prikkels kunnen dan een oplossing vormen. Ook kun je proactief negatieve invloeden voorkomen.

Algemene begeleidingsprincipes die volgen uit het model van afnemende drempelwaarden zijn:

- Observeer en luister aandachtig, ook kleine invloeden tellen mee.
- Pas de omgeving aan, compenseer voor verliezen en gebreken, zorg voor veiligheid.
- Kijk hoe je verlies van bijvoorbeeld zintuiglijke of motorische vaardigheden kunt compenseren.
- Gedragingen als angst en vermijding zijn een aanwijzing voor het gewenste algemene activiteits- en stimulatieniveau.
- Geef aanhoudende ondersteuning en hulp aan de kwetsbare persoon, en voorkom onnodige belasting in diverse opzichten.

2.2.5 MODEL VAN ONVERVULDE BEHOEFTEN

Mevrouw Lutjens

Mevrouw Lutjens struint energiek maar ook gespannen over de afdeling, komt op slaapkamers van anderen en … neemt van alles van hen mee. Haar dementie is al vorderend, en ze weet niet wat ze waarom meeneemt. Ze heeft het niet door als spullen weer aan de rechtmatige eigenaar worden teruggegeven.

Het heeft haar als kind ontbroken aan een warme opvoeding, en ze moest te snel op eigen benen staan, hard werken en van weinig rondkomen. Is het dan vreemd wanneer je uit een gevoel van onbehagen bij elkaar verzamelt wat je ziet? Hoe kun je aan haar gevoelens van onbehagen en spanning tegemoetkomen? Aan deze vragen wordt een teamoverleg gewijd. Vooraf is mevrouw zelf hierover meermalen gepolst, evenals haar familie.

2 Breed en gericht kijken naar probleemgedrag

Cohen-Mansfield (2015) ontwikkelde het 'unmet needs'-model als verklaring voor probleemgedrag en ander opvallend gedrag bij dementie. Zij spreekt in dit geval van inadequaat gedrag, waarvan er vier subtypes zijn:
1. fysiek agressief gedrag, zoals slaan of bijten;
2. fysiek niet-agressief gedrag, zoals ijsberen of ongericht spullen verplaatsen;
3. verbale niet-agressieve onrust, zoals constant een zin herhalen of dezelfde vraag stellen;
4. verbaal agressief gedrag, zoals vloeken of schreeuwen.

Vaak wordt geprobeerd probleemgedrag te beïnvloeden met psychofarmaca of wordt het genegeerd. Maar dan ga je voorbij aan de onderliggende behoeften die iemand ertoe aanzetten en die hij/zij ons niet meer duidelijk kan maken. Naast niet-vervulde fysieke behoeften, zoals pijn, honger of dorst of ander fysiek ongemak, lijden mensen met gevorderde dementie en inadequaat gedrag vaak aan zintuiglijke deprivatie (tekort aan waarnemingsindrukken), verveling, eenzaamheid, spanningen en onmacht of overprikkeling. Je kunt beginnen met de waarschijnlijkste oorzaak en daarop de begeleiding en behandeling richten, om vanuit opgedane ervaringen verder te werken. Bij onderzoek kwamen als frequentst onvervulde behoeften van mensen met dementie naar voren: verveling/zintuiglijke deprivatie, eenzaamheid/behoefte aan sociaal contact en betekenisvolle bezigheden. Pijn en gebrek aan comfort (ook bij het zitten) geven eerder intense verbale agitatie, zoals klagen. Bij verpleeghuisbewoners met dementie werden gemiddeld liefst drie van deze 'unmet needs' geïdentificeerd.

Bij een vermoeden van zintuiglijke deprivatie geven muziek, massage of aromatherapie misschien verlichting. Tegen verveling valt te denken aan een gericht activiteitenprogramma, bij eenzaamheid extra bezoek, een huisdier en deelname aan een gespreksgroep of een intensief wandelprogramma. In het geval van overprikkeling kun je onder meer de tv of radio uitzetten, met kalme stem spreken of, als het niet lukt de omgeving prikkelarmer te krijgen, een rustige omgeving voor de persoon te zoeken. Het gaat daarbij niet alleen om interventies op het moment zelf, maar je probeert ook gedurende de dag stressoren te voorkomen als iemand (nog) in balans is.

2.2.6 HET SYSTEEMMODEL

Van het systeemmodel bestaan verschillende varianten. De kerngedachte is dat er ingewikkelde wisselwerkingen bestaan tussen verschillende systemen en domeinen, die in de loop van de tijd bovendien veranderen. Daarin kunnen uiteenlopende complicaties optreden, die tot decompensatie, ziekte en probleemgedrag kunnen leiden. De te verkennen gebieden lopen uiteen; denk aan onder meer de persoonlijkheid, copinggedrag, hersen- en fysieke problemen, en de sociale en fysieke omgeving (Helden 2009; Helden en Bakker 2006). Onderdelen van deze gebieden werken niet een-op-een op elkaar in; soms hebben kleine oorzaken grote gevolgen, soms doen er zichzelf versterkende processen voor, die zich ook weer op een heel ander gebied manifesteren dan waar ze zijn ontstaan. Vanwege de beïnvloeding tussen uiteenlopende gebieden wordt ook gesproken van het biopsychosociaal model.

Op vele gebieden van alles loos

Meneer Gijzen oogt breekbaar als glas. Dat is niet zomaar gekomen: het gaat om een hoogbejaarde slechtziende en slechthorende man met vorderende dementie, een labiele stemming, slechte vaten en een matig hart, tal van andere kleine lichamelijke sores. Soms ziet hij dingen die er niet zijn en dat kan hem behoorlijk angstig maken. Zijn dunne huid is een punt van zorg, maar het wassen en kleden belast hem duidelijk en roept vaak ook verzet op. Eigenlijk zijn er zoveel kwetsbaarheden op zoveel gebieden, dat zijn begeleiders soms niet meer weten waarop ze de aandacht zullen richten.

Het gaat om de hele hooiberg, niet de naald

Het gaat hier niet om het zoeken naar een naald in een hooiberg. Er is geen naald, oftewel niet één oorzaak. Maar stukjes naald, oftewel invloeden, soms onherkenbaar verweerd en verbogen. Daarom wordt de hele hooiberg in beeld genomen. Er wordt met andere woorden op alle gebieden zoveel mogelijk informatie achterhaald en vervolgens wordt bezien wat er te verhelpen of te verlichten is. Je verzamelt uiteenlopende feiten en kijkt naar zowel grotere als kleine afwijkingen. Wat niet helemaal goed meer is, kan alvast worden geoptimaliseerd, wat een mogelijk probleem is (maar niet kan worden opgehelderd) uit voorzorg behandeld. Bij wat een onvermijdelijk euvel is, kan worden bezien hoe de nadelige gevolgen daarvan te verminderen zijn.

Anders kijken naar de mens vanuit de systeemvisie

Bij kwetsbare mensen kan ook een klein knelpunt tot ernstige ontregeling leiden. Daarbij is voor de omgeving niet of moeilijk te zien wat dat knelpunt nu precies was. Met de leeftijd verminderen de fysiologische reserves van alle weefsels en organen, en dat geldt ook voor de speelruimte in cognitieve en emotionele processen. Dit alles maakt dat de persoon zich minder goed kan aanpassen aan diens omgeving. Het vermogen om te compenseren neemt af, zodat kleine verstoringen van een deelevenwicht eerder leiden tot balansverstoringen op andere gebieden, oftewel tot decompenseren.

Dat bij complexe systemen kleine verschillen in uitgangswaarden onverwachte uitkomsten geven, noemde de Amerikaanse wiskundige en meteoroloog Edward Lorenz in 1961 het *vlindereffect*. Het fladderen van de vleugels van een vlinder in Brazilië kan maanden later een tornado in Texas veroorzaken. Hij bedoelde dit niet letterlijk zo. In verband met kwetsbare mensen is hier de boodschap: denk ook in termen van complexe systemen en niet alleen van voorspelbare oorzaak-gevolgrelaties. Bedenk dat knelpunten zich onverwacht anders dan bij gezonde volwassenen kunnen presenteren. Een kleine bijkomende negatieve invloed kan ineens de bekende druppel blijken die de emmer doet overlopen. Soms komt er dan een kettingreactie van problemen op gang (decompenseren), waarbij niet meer te achterhalen valt wat nu wat veroorzaakte. Er zijn 'loopings': elk gevolg heeft vaak meerdere oorzaken, en elke oorzaak heeft meerdere gevolgen. Via allerlei wisselwerkingen kan een kwetsbaar iemand aan een ingegroeide teennagel overlijden, namelijk – in een notendop – via scheef lopen en onbegrepen pijn- en gedragsproblemen, sedatie en een valpartij.

Een grote gebeurtenis kan weinig gevolgen hebben en andersom kan een kleine verstoring enorme gevolgen hebben. Dat principe werkt overigens ook bij interventies: een grote inspanning heeft soms weinig zichtbaar effect, en een kleine, soms toevallig genomen maatregel of zelfs een spontane opwelling van een verzorgende of begeleider heeft een enorme uitwerking. Een frequent kalmerend praatje in de loop van de dag kan er net voor zorgen dat een meningsverschil later niet escaleert. Effecten van een goede interventie (betere voeding) kunnen langer op zich laten wachten, maar daarom niet zinloos zijn.

Stappenplan: systematisch beïnvloeden van de situatie van deze mens

Hoewel de realiteit onoverzichtelijk en onvoorspelbaar is, probeer je die wel op een logische manier te beïnvloeden. Waarnaar kijk je het eerst en wat loop je achtereenvolgens na? Door achtereenvolgens stappen te doorlopen en invloeden op het spoor te komen die (mogelijk) een positieve invloed hebben, wordt duidelijk wat zinvol en haalbaar is (fig. 2.2).

Eerst kijk je bijvoorbeeld naar invloeden die je zelf veroorzaakt en met je collega's in de hand hebt. Pas daarna doe je eventueel een beroep op de flexibiliteit en draagkracht van de persoon. Uitgangspunt is dat je eerst de makkelijker te veranderen invloeden nagaat, oftewel de eigen werkwijzen en opvattingen over de persoon, omgevingskenmerken en de algemene omgang. Probleemgedrag dat hierdoor wordt veroorzaakt, is feitelijk een normale reactie op een voor de persoon

2.2 Modellen van probleemgedrag

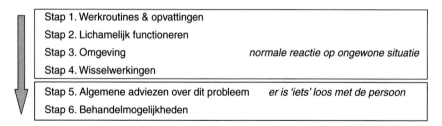

Figuur 2.2   Stappenplan (Geelen 2015a, b)

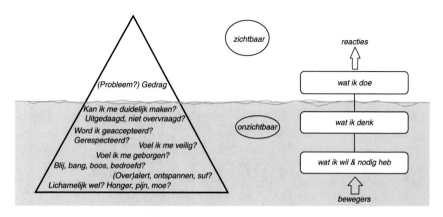

Figuur 2.3   IJsbergmodel (gebaseerd op McClelland)

ongewone situatie. Die mogelijke invloeden kun je ook nalopen als er (nog) geen problemen zijn; zo werk je preventief! Pas daarna komt aan de orde dat iemand zelf een probleem heeft, waarvoor algemene richtlijnen benut kunnen worden of behandeling wordt ingezet.

Voorbeeld van een systeemmodel: de ijsberg

Ook het ijsbergmodel is een systeemmodel: uiteenlopende invloeden op gedrag worden in hun samenhang getoond. Bij het ijsbergmodel van David McClelland is andermans en eigen gedrag het enige wat zich boven de waterlijn bevindt; veel van wat tot dat gedrag leidde en wat er daarbij meespeelde, blijft onder water en onzichtbaar (fig. 2.3), zoals de wens en wil om iets te kunnen doen, angst om te falen of erbij willen horen. Omstanders maar ook de persoon zelf zijn zich minder of niet bewust van die factoren onder de waterlijn. Vaak weten we zelf ook niet precies wat ons ertoe aanzet om te doen wat we doen.

2 Breed en gericht kijken naar probleemgedrag

Zelfs over dat zichtbare topje van de ijsberg, iemands gedrag, bestaat vaak onenigheid bij teamleden. Misschien kijkt de een van voren, de ander van achteren of bovenaf, is de blik van een derde afgeleid en ontgaat de situatie haar. Ook kan het gedrag zelf wisselen van dag tot dag, zomaar of door verschillen in aanpak tussen teamleden.

Al blijft veel onduidelijk, we kunnen wel pogen de situatie te verhelderen. Over iemands doen en laten zijn allerlei vragen te stellen. Hoe speelt haar of zijn lichamelijke toestand door, zoals vermoeidheid, dorst en honger, pijn en ongemak? Welke maatregelen zijn te bedenken om de toestand in dat opzicht te verhelderen? Welke interventies kun je tijdelijk inzetten om te zien wat ze opleveren?

De laag onder de gedragslaag wordt gevormd door cognitieve vaardigheden en de stemming. Wat kan iemand nog opmaken uit diens omgeving? Hoe is de emotionele toestand? Is de stemming vlak, angstig, gespannen, boos of bedroefd? Stabiel of labiel? Hoe kan de persoon met dementie erkenning en steun krijgen? Wat beleeft deze zelf aan het eigen gedrag en de eigen situatie? Zijn confrontaties met anderen te voorkomen of anders beter te begeleiden? Voelt de persoon met dementie zich wel thuis in de groep of aan tafel? Hoe kun je met hem/haar een prettig contact hebben? Hem/haar laten merken dat hij/zij er mag zijn? We kijken immers niet alleen naar het gedragsmatige topje van de ijsberg, maar richten de blik op wat eronder zit. Onderliggende behoeften als erbij horen, zich veilig weten, vrij zijn van ongemak en ander fysieke behoeften kwamen al aan bod in het 'unmet needs'-model. Kwetsbare mensen met dementie kunnen minder aan dan gezonde leeftijdsgenoten, ook wat betreft omgevingseisen zo bleek uit het 'lowered threshold'-model. Als lichamelijke, emotionele en/of cognitieve vaardigheden onder druk staan, neemt de vrijheid van handelen af. De top van de ijsberg kan niet uit zichzelf een andere route gaan varen dan de onderliggende massa. Een les hieruit is: wees terughoudend om bij dementie iemands gedrag als doelbewust (intentioneel) en opzettelijk te zien. Dit frustreert jezelf onnodig en vergroot de afstand tot de persoon, terwijl je juist het onzichtbare eronder wilt of zou moeten exploreren.

Ook het gedrag van elk teamlid is een top van een (andere) ijsberg, dat net als bij de cliënt wordt bepaald door onderliggende vragen en lagen. Kortom, om in watertermen te blijven: cliënt en teamlid vallen niet samen, maar zitten wel in hetzelfde schuitje. Het ijsbergmodel leent zich goed voor het verkennen van de draagkracht van een team(lid). 'Ik kan haar op zich goed hebben, maar na zeven werkdagen …' 'Als ik eenmaal geïrriteerd raak door haar dan …' 'Hoe meer het de begeleider ontbreekt aan wat deze wil en nodig heeft, des te minder speelruimte er is voor eigen denken en – weloverwogen – doen. Hij of zij gaat dan crisisachtig gedrag vertonen of ten minste werken op de automatische piloot. Stemming en gevoelens worden automatisch en vlak, of juist labieler; gedrag wordt minder afgeremd en impulsiever, meer uitgesproken; gedachten, interpretaties en opvattingen minder genuanceerd; hij/zij wordt minder empathisch. Soms wordt er ook gewoon minder nagedacht: 'Ik probeer me af te sluiten, werk als een robot en denk nergens meer bij na.'

Naast de zorgverleners dobberen ook nog medebewoners rondom de cliënt en zijn daarmee in wisselwerking. Het ritme van de dag kun je in de beeldspraak benoemen als het getijde, dat al dan niet kalmerend is en al dan niet met de cliëntbehoefte overeenkomt. En er zijn grenzen: aan de omgeving, aan personeel en tijd, aan vaardigheden om met dit gedrag om te gaan, en aan draagkracht en tolerantie van de omgeving.

Wist je ...

- dat het topje van de ijsberg er anders uitziet, afhankelijk van het perspectief dat je inneemt?
- dat tachtig tot negentig procent van een ijsberg zich onder water bevindt?
- dat ijsbergen afdwalen naar warmere oorden?
- dat de ijsberg ook reageert op diens omgeving? Door te smelten, zich mee te laten voeren bijvoorbeeld?
- en dat dit veelzeggend is voor ons beeld van de persoon met probleemgedrag?

LITERATUUR

Cohen-Mansfield, J., Dakheel-Ali, M., Marx, M. S., Thein, K., & Regier, N. G. (2015). Which unmet needs contribute to behavior problems in persons with advanced dementia? *Psychiatry Research, 228*(1), 59–64.

Droës, R. M. (1991). *In beweging*. Nijkerk: Intro.

Geelen, R. (2015a). *Dementiezorg in de praktijk deel 1: Van achterdocht tot zwerfgedrag*. Houten: Bohn Stafleu van Loghum.

Geelen, R. (2015b). *Dementiezorg in de praktijk deel 2: Van aanpassingsproblemen tot zingeving*. Houten: Bohn Stafleu van Loghum.

Hall, G., & Buckwalter, K. (1987). Progressively lowered stress threshold: A conceptual model of care of adults with Alzheimer's disease. *Archives of Psychiatric Nursing, 1,* 399–406.

Hall, G. R., Gerdner, L., Zwyart-Stauffacher, M., & Buckwalter, K. C. (1995). Principles of non-pharmacological management: Caring for people with Alzheimer's disease using a conceptual model. *Psychiatric Annals, 25*(7), 432–440.

Helden, M. van (2009). *Kleur bekennen in de psychogeriatrie, DSA in zakformaat.* Maarssen: Elsevier Gezondheidszorg.

Helden, M. van, & Bakker, T. J. E. M. (2006). *Persoonlijkheidsproblematiek in de psychogeriatrie langs de dynamische systeem analyse.* Maarssen: Elsevier Gezondheidszorg.

Kitwood, T. (1992). Towards a theory of dementia care: Personhood and well-being. *Ageing and Society, 12,* 269–287.

Kitwood, T. (1997). *Dementia reconsidered: The person comes first.* Buckingham: Open University Press.

Lazarus, R. S., & Folkman, S. (1984). *Stress, appraisal, and coping.* New York: Springer.

McClelland, D. C. (1988). *Human motivation.* New York: Cambridge University Press.

Moos, R., & Tsu, V. D. (1977). The crisis of physical illness: An overview. In R. Moos (Ed.), *Coping with physical illness.* New York: Plenum.

Filmfragment

What do you see? Film van Amanda Waring. Voor een impressie van zorg zonder ziel.

https://www.youtube.com/watch?v=MTcopj6dYWQ.

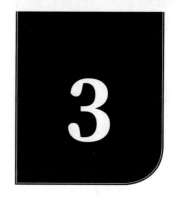

DEMENTIE

METHODISCH WERKEN MET PROBLEEMGEDRAG

© Bohn Stafleu van Loghum is een imprint van Springer Media B.V., onderdeel van Springer Nature 2019
R. Geelen, *Probleemgedrag bij dementie*, Nursing-Dementiereeks,
https://doi.org/10.1007/978-90-368-2253-4_3

Dit hoofdstuk beschrijft methodieken voor gebruik bij probleemgedrag. De methoden verschillen al naar gelang het doel. Gaat het om het verhelderen en behandelen van het probleemgedrag, om emoties en (belastende) gedachten van begeleiders, of om het nemen van een besluit bij een netelig dilemma? Deze vragen zijn de leidraad voor dit hoofdstuk.

3.1 INLEIDING: METHODISCH: WAT IS HET EN WAAROM IS HET NODIG?

Bij methodisch werken hebben we het over stapsgewijs en logisch over een zaak nadenken en overleggen en vervolgens stap voor stap te werk gaan. Dat alles doe je op een inzichtelijke manier, zodat meerdere betrokkenen eraan kunnen deelnemen. Methodiek is overigens een middel en geen doel op zich.

Probleemgedrag kent veel lagen, veel invloeden en vele mogelijke interventies. Er zijn doorgaans meerdere disciplines en andere partijen bij betrokken (de cliënt, diens vertegenwoordiger, de zorgverzekeraar). Het belang van een inzichtelijke werkwijze neemt toe naarmate de persoon in kwestie kwetsbaarder en minder mondig is. Verantwoord handelen is dan noodzakelijk, en dat is zo te vertalen: wanneer iemand je vraagt waarom je dit of dat bedacht en gedaan hebt, kun je daarop een weloverwogen antwoord geven.

Situaties en achterliggende doelen verschillen en bepalen de gevolgde methodiek. Het verhelderen van en interveniëren bij een gedragsprobleem (probleemoplossend, par. 3.2), vraagt iets anders dan als je teamleden of verwanten minder emotionele belasting wilt laten ervaren (het reflectief overleg, par. 3.3). En weer anders zijn de stappen bij resterende dilemma's en moeilijke beslissingen (besluitvormingsgesprek, moreel beraad of dilemmamethode, par. 3.4).

We gaan hierna in op deze drie methoden. Bij elk daarvan wordt de overgang naar de volgende stap bewaakt en aangegeven door een gespreksleider. Soms is 'terugschakelen' nodig, bijvoorbeeld omdat er bij het bespreken van wat nu bereikt moet worden (doelen) heel andere feiten naar boven komen, die een herevaluatie nodig maken van wat het kernprobleem nu is. De voorzitter bewaakt dit proces en houdt in de gaten in welke fase de bespreking zich bevindt en of een omschakeling of versnelling nodig is.

Pech onderweg: wat nu?

Je bent onderweg gestrand met de auto. De opgetrommelde wegenwacht zoekt een balans in de tijd besteed aan informatie verzamelen en aan zaken uitproberen. En dat uitproberen kun je ook weer zien als onderzoek: het geeft informatie waar het euvel zit. De monteur gaat niet de motor uit elkaar halen, als hij eraan twijfelt of er nog benzine in de tank zit. Ook zal hij antwoord willen krijgen op enkele gerichte vragen. Zoals wat er precies heeft plaatsgevonden en met welke signalen. Soms zijn er verdere methodische stappen nodig: er moet diagnoseapparatuur worden aangesloten of een onderdeel worden vervangen om het effect daarvan te zien. Soms zullen aanvullende vragen moeten worden beantwoord of zal er nader onderzoek nodig zijn. Mocht jij heel emotioneel zijn of niet in heldere staat, dan zal de monteur misschien pogen je te kalmeren of melden dat hij je hiermee niet kan helpen. Ook als je hem vraagt of je nu wel of niet de goede auto hebt gekocht, zal de wegenwacht daar niet op ingaan. Dat is niet diens rol.

De situatie en het doel bepalen de insteek. Afhankelijk van de onduidelijkheden en de ernst van het mankement is de aanpak meer of minder expliciet en meer of minder grondig. Zo is het ook bij methodisch werken in de zorg en hulpverlening: de stappen worden desgewenst meer of minder nadrukkelijk en expliciet doorlopen. Het pad (probleemoplossend, emotiegericht, besluitvormend bij dilemma) verschilt afhankelijk van de behoefte en de druk van het knelpunt. Al doende word je óók wijzer.

3.2   DE PROBLEEMOPLOSSENDE BENADERING

3.2.1   WAT IS HET VOOR BENADERING?

Bij de probleemoplossende benadering staat het probleemgedrag centraal; dit wordt in een methodische cyclus besproken, geanalyseerd, verder onderzocht en beïnvloed (fig. 3.1).

3 Methodisch werken met probleemgedrag

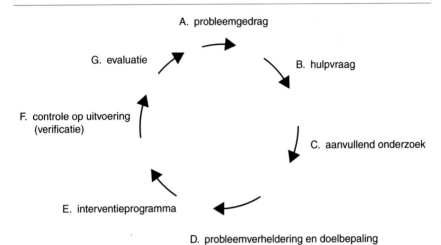

A. probleemgedrag

G. evaluatie

B. hulpvraag

F. controle op uitvoering (verificatie)

C. aanvullend onderzoek

E. interventieprogramma

D. probleemverheldering en doelbepaling

Figuur 3.1 De methodische cyclus

3.2.2 DE METHODISCHE CYCLUS STAP VOOR STAP

A Probleemgedrag

Vertrekpunt van de methodische cyclus is een gedragsexces/tekort dat lijdens-druk geeft voor de persoon zelf en/of diens omgeving. Probleemgedrag is als elk ander gedrag waarneembaar (je kunt het zien, horen et cetera). Het kan gaan om excessief gedrag, in de zin van te vaak, te intens of te langdurig (zoals bij aanhoudend roepen) of een gedragstekort (zoals bij apathisch gedrag, inactiviteit en vermijdingsgedrag, bijvoorbeeld uit angst).

In deze eerste fase wordt het gedragsprobleem beschreven. Het gedrag zelf is zoals gezegd het enig zichtbare en moet in concrete termen worden geformuleerd. Wat is er precies te zien? Hoe lang duurt het? Hoe vaak is het er, hoe ernstig is het, waarmee kan het samenhangen, en wat zijn de gevolgen ervan? Welke interventies zijn daarvoor nodig? Er is relevante informatie nodig over onderliggende persoonlijke invloeden. Bij menselijk gedrag zijn dat onder meer: cognitieve processen als kunnen onthouden, impulsen beheersen, plannen, waarnemen, je kunnen oriënteren; beleving en stemmingen; de gevoeligheid voor prikkeling en bepaalde prikkels; en lichamelijke invloeden ofwel gesteldheid. In gezamenlijk overleg maak je een inschatting hoe het met die lagen gesteld is en wat hun invloed kan zijn, zodat je daarmee rekening kunt houden en er interventies op af kunt stemmen. Je wilt de ander begrijpen, voor je beslist hoe je gaat ingrijpen.

3.2 De probleemoplossende benadering

Ook de omstandigheden oftewel de context worden meegenomen. De (sociale en fysieke) omgeving kan probleemgedrag immers uitlokken en onderhouden. Bovendien zal verlichting of vermindering van het probleemgedrag ook vanuit (interventies op) die context moeten komen. De cliënt kan zich niet aan de eigen haren uit het moeras trekken.

B Concretisering van de hulpvraag

Wat is eigenlijk de vraag aan het behandelteam? Als de hulpvraag van meerdere mensen komt ('het team', 'de familie'), wat zijn dan de schakeringen daarin, wat is moeilijk voor wie? Wie het probleem aanmeldt (de consultvrager) is niet altijd degene die feitelijk om hulp vraagt. Zo kan een huisarts de consultvrager zijn, terwijl de hulpvraag komt van verzorgenden of verwanten, of kan een casemanager een consult aanvragen namens een mantelzorger. Hulpvrager is hier degene die het probleem (het meest) ervaart, signaleert en om hulp vraagt.

Daarnaast wil je als behandelaar de impliciete opvattingen en verwachtingen van de hulpvrager kennen, oftewel: de vraag achter de vraag, inclusief de appelwaarde van de vraag. Welke emotionele lading heeft de gedragsproblematiek voor de hulpvrager? Wat zijn diens motieven om de hulp van het behandelteam op dit moment in te schakelen? Wat wordt er van het behandelteam verwacht? Je wilt komen tot een door het team, de cliënt en diens vertegenwoordiger gedragen hulpvraag.

Als het gedrag vooral een probleem voor de hulpvrager(s) zelf blijkt te zijn, bijvoorbeeld vanwege irreële of disfunctionele gedachten over het gedrag van de cliënt, richten de verdere analyse en behandeling zich vooral daarop.

Vaak is er geen sprake van een welomschreven hulpvraag, maar van een noodkreet. 'Ze heeft nu aan elke tafel op de afdeling gezeten, maar krijgt het met iedereen aan de stok. We kunnen haar toch niet op het balkon zetten!' 'Zijn vrouw komt elke dag uren bij hem op bezoek, maar krijgt stank voor dank. Continu verwijt hij haar zijn opname, waarbij zij alles over zich heen laat komen en hem voortdurend probeert te sussen. Dat kan toch zo niet doorgaan?!'

De behandelaar beoordeelt de urgentie van de vraag of beziet anders gezegd of in de noodkreet een hulpvraag schuilt. Dat kan via gerichte vragen, zoals aan de hand van de 7 W's. Ook als de emotionele lading niet heel groot is of die zelfs ontbreekt, bieden deze vragen een goed vertrekpunt om een concreter beeld van de hulpvraag te krijgen.

Van hulpvraag/noodkreet naar hulpvraag: een probleemsituatie verkennen met de 7 W's

Quis, quid, quando, ubi, cur, quem ad modum, quibus adminiculis
(Wie, Wat, Wanneer, Waar, Waarom, op Welke wijze & met Welke middelen)

De 7 W's zijn systematische vragen over het onderwerp van een tekst of redevoering, die werden opgesteld door de Griekse filosoof Hermagoras van Temnos (2e eeuw voor Christus). Ook tegenwoordig wordt deze methode gebruikt bij tekstanalyse en tekstontwerp, het compleet krijgen van een aangifte op het politiebureau, een redevoering van een advocaat, bij projectbeschrijvingen en op andere gebieden. De vragen helpen om een verkeerde aanzet en tunnelblik bij gedragsproblemen te voorkomen.

1. *Wie* heeft vooral last van het knelpunt? *Wie* vraagt om hulp? *Wie* is de patiënt als persoon, nu en vroeger?
   Je wilt bepalen wie het 'lijdend voorwerp' is: de patiënt, het behandelteam, medebewoners of directe naasten. Je overweegt bij wie relevante informatie kan worden ingewonnen.
   Wat wil de persoon zelf met dit gedrag eventueel vermijden of voorkomen? Hoewel naast inlevingsvermogen ook zelfreflectie bij dementie doorgaans snel afneemt, wil je altijd de persoon zelf bevragen naar redenen voor diens gedrag.
   Van een teamlid komt de vraag voor interventie. 'Mevrouw Yaris staat uren bij de voordeur te wachten. Dat is op zich geen probleem. Wel vraagt ze bijna iedereen die binnenkomt om iets lekkers; dat is gênant.'
   Bij navraag blijkt bezoek dit gedrag niet als probleem te ervaren, integendeel: 'Het is altijd leuk dat ze blij opkijkt als ze me ziet binnenkomen; ik neem graag wat voor haar mee. Ja: ik denk dat ze me echt kent!'
2. *Wat* is er precies voorgevallen of opgemerkt?
   Bij deze vraag wil je helder krijgen wat er precies is voorgevallen en/of herhaaldelijk is gebeurd. Hierbij wordt ingegaan op interacties van de persoon met medebewoners, teamleden en/of naasten.
3. *Waar* spelen de problematische gedragingen zich af?
   Waar en onder welke omstandigheden speelt het probleem zich af? Waar niet, of minder?
4. Sinds *wanneer* bestaat dit knelpunt, en wanneer hebben andere relevante feiten plaatsgevonden? En op welke momenten? Wanneer niet? Hierbij komt ook de voorgeschiedenis van het probleemgedrag aan bod en vooral in welke omstandigheden het opkwam. Welke bijzonderheden speelden er toen, en daarvoor al? Zijn er tijdstippen waarop het zich voordoet? Is daaruit iets af te leiden?

3.2 De probleemoplossende benadering

Mevrouw Van Doorn is kribbiger en onrustiger dan voorheen. Hoe dat komt? Zij heeft het Korsakov-syndroom en kan niet goed tegen verandering. En laat het nu weer vakantietijd zijn: vaste teamleden hebben vrij, flexwerkers vallen in. Daarbovenop is er een nieuwe bewoner, die met haar vreemde gedrag en aanhoudend gepraat over God en verdoemenis ook ontregelend werkt.

De vraag 'wanneer' speelt ook op een andere manier mee. Haar neef was laatst op bezoek en nam haar mee voor een intensieve dagtrip, waarna zij ook gespannen was. Hoe kunnen we haar weer in het haar bekende ritme brengen en blootstelling aan het gedrag van de nieuwe dame verminderen? De ervaring leert dat zij snel weer herstelt als aan die behoeften wordt voldaan.

5. *Waarom* is er (nu) die noodkreet/wordt die hulpvraag (nu) gesteld? In hoeverre spelen hierin een veranderende context en/of gebeurtenissen mee? Waarom vertoont iemand dit gedrag, oftewel wat zet het in gang, of ook: wat zijn de 'bewegers' ervan? Of zijn er veranderingen in de mantelzorg of in het team waardoor de vraag nu opkomt?

    Schenk ook gericht aandacht aan personeelsbezetting en begeleidingstijd, onderlinge afstemming, bezetting en dagbesteding. Soms spelen ze een belangrijke rol in het ontstaan of het in stand houden van het probleemgedrag, soms ontbreken de randvoorwaarden voor een betere en andere begeleiding. Met een overbelast team komt een intensieve begeleiding moeilijk of niet van de grond.

6. *Welke gevolgen* heeft het gedrag? Wat zijn de gevolgen voor welke betrokkenen? Ook wordt stilgestaan bij wat in het verleden of recentelijk door teamleden, eerdere behandelaars of familie is gedaan met welke resultaten. Door dit uit te diepen vind je soms aanwijzingen voor de vervolgaanpak. Het venijn zit soms in de details van de uitvoering. Zo werkte een begrenzende aanpak bijvoorbeeld alleen als je de persoon ook *aankeek* bij het aanspreken.

    Er zijn afspraken gemaakt om zo goed mogelijk om te gaan met het vraaggedrag van mevrouw Mus. Maar haar gedrag wekt steeds irritatie op van tafelgenoten: ze is dan even stil, om daarna door de toegenomen spanning juist een groter beroep te doen op haar omgeving. Er worden interventies bedacht om mevrouw Mus een-op-een te nemen bij signalen van spanning (en vraaggedrag). Dan kan er zo mee worden omgegaan dat zowel mevrouw als haar tafelgenoten zich gehoord voelen.

7. *Waarmee* vertoont de persoon dit gedrag (middelen, personen, medebewoners)?
Dat kan via beïnvloeding van anderen (bezoek, kinderen, medecliënten), door verbaal druk te zetten, voedselweigering, stukmaken van deuren of spullen, verzamelwoede, en dergelijke.

Waarom gegevens verzamelen?

- Het verzamelen van kwalitatieve gegevens begint vaak met kennismaken, kijken, luisteren en vragen stellen aan de cliënt en betrokkenen. Op grond daarvan worden veronderstellingen gedaan: wat is er nu loos? Wat zijn mogelijke invloeden?

- Specifieke tests (bijvoorbeeld onderzoek naar cognitieve functies of stemming, of op een ander gebied) kunnen helpen veronderstellingen te ontwikkelen of te toetsen ('Geheugenklachten spelen een rol bij dit herhalend vragen').

- Met metingen kun je verklarende veronderstellingen (hypothesen) over wat er loos is via interventies bewijzen of ontkrachten.

- Metingen helpen te beoordelen hoe 'erg' het gedrag is en hoe het op andere domeinen gesteld is met deze persoon.

- Metingen kunnen worden verricht om het effect van interventies te achterhalen (maken evalueren beter mogelijk).

- In zorgpaden, in richtlijnen, door verzekeringen en door de inspectie kan worden gevraagd om cijfermatige evaluatie van uitgevoerde interventies.

- Goed meten helpt toevallige invloeden te middelen. Subjectieve oordelen van teamleden over gedragsverandering verschillen vaak door uiteenlopende factoren: andere diensten, wisselende omstandigheden in de leefomgeving van de cliënt, verschillen in tolerantie, toeval, en dergelijke. De een kijkt naar de linkerzijde, de ander naar de voorkant, weer een ander van boven. Bovendien heeft iedereen weer andere momenten waarop hij/zij ervaringen opdoet en kijkt de een met een andere bril dan de ander. Via herhaalde en doorlopende metingen kun je een gemiddelde berekenen dat zulke toevallige verschillen nivelleert.

- Bijkomend voordeel van meten is dat ook een kleinere verandering van probleemgedrag (bijv. van 40 % van de tijd naar 20 %) te objectiveren is. Dit is belangrijk bij keuzes bij onoplosbare problemen, waarvoor je de situatie wilt optimaliseren.

3.2 De probleemoplossende benadering

Daarnaast zal over uiteenlopende onderwerpen een overzicht gemaakt worden van wat – mogelijk – relevant kan zijn bij het probleemgedrag (zie het kader Onderwerpen anamnese voor een indruk van de na te lopen gegevens). Daarnaast kan en zal worden overgegaan tot eenvoudige en concrete gedragsmetingen (frequentie, ernst en eventueel ervaren belasting). Daar zijn bestaande instrumenten voor, maar er kunnen ook op deze persoon afgestemde lijsten worden gemaakt. Je wilt voorkomen dat een benadering die de hoeveelheid spanning en roepgedrag halveert, uiteindelijk verwatert of wordt gestaakt omdat 'mevrouw nog steeds roept'. Succes is zelden een kwestie van alles of niets. Verbetering kan aanvankelijk licht of maar gedeeltelijk optreden, maar alle beetjes helpen.

Onderwerpen anamnese

Geboorte:
- Complicaties, als kind gewenst of niet?
- Plaats in kinderrij, verantwoordelijkheden?

Opvoeding, familie en sociaal netwerk
- Sfeer in ouderlijk gezin, hoe werd de tijd doorgebracht? Rolverdeling in het gezin.
- Aard en beroep ouders, opvoedingsstijl (algemene sfeer en emotionele steun, geboden en verboden, sancties op overtreding).
- Culturele achtergrond, religie, waarden en normen, gedragsregels. In hoeverre nam de persoon deze van ouders over, of juist niet? Typerende opvattingen, typerend gedrag.
- Verloving(en), huwelijk(en), kindertal, doodgeboren kinderen, houding tegenover intimiteit en seksualiteit.
- Hoe ging deze persoon relaties aan? Hoe werden deze veelal verbroken?
- Contacten: vroeger en nu, manieren van omgaan met anderen.
- Sfeer in het eigen gezin, rolverdeling tussen partners. Hoe ging men met elkaar om?
- Conflicten met partner, ouders, kinderen, familie en andere belangrijke personen.
- Huidige contacten met kinderen: frequentie en kwaliteit.
- Relaties, intimiteit, seksualiteit.
- Interesses, gewoonten, dagbesteding.

School, werk en vrije tijd
- Opleiding, beroepskeuzes/werkverleden, dagbesteding, verenigingen, pensionering.
- Hobby's en bezigheden.

Persoonlijke geaardheid en interesses
- Grondstemming, typerende manieren van met problemen omgaan.
- Levensdoelen. Waarnaar streefde en waarvoor leefde oudere? Zijn deze doelen bereikt?
- Preoccupaties, persoonlijk relevante eigendommen en interesses.
- Waaraan ergerde deze persoon zich in het bijzonder?
- Waarmee blij, waarover trots? Waarvoor schaamte?
- Gewoonten ten aanzien van onder meer voeding, slapen, hygiëne, uiterlijke verzorging en kleding, dagindeling.
- Wat boeide hem of haar?

Levensverrichtingen
- Algemene dagelijkse levensverrichtingen, vroeger en nu (bijv. wassen, koken, toiletgang).
- Bijzondere dagelijkse levensverrichtingen, vroeger en nu (bijv. administratie, verjaardagsfeest of reis plannen).

Lotgevallen
- Hoogtepunten, verlieservaringen. Verhuizingen, ziekenhuis- en andere opnames, verblijf in internaten, enzovoort. Uit huis gaan van kinderen. Hoe werden deze veranderingen beleefd en hoe ging iemand hiermee om?
- Traumatiserende ervaringen.
- Ergernissen/prettige kleine ervaringen.
- Financiële situatie en zorgen.
- Gevolgen van onpersoonlijke gebeurtenissen (bijvoorbeeld de crisistijd, Tweede Wereldoorlog, Watersnoodramp, repatriëring).

Lichamelijke aspecten
- Familiaire aandoeningen.
- Ziekten en lichamelijke problemen; welke en met wat voor gevolgen? Beleven van en omgaan met ziek zijn.
- Hoe verliep de dementie? Wanneer begonnen, welke bijzondere omstandigheden speelden daarbij een rol? Welke verschijnselen traden achtereenvolgens op?
- Lichamelijke toestand/conditie, medicijngebruik, middelengebruik (ook alcohol en drugs navragen).

Eerdere hulpverlening
- Hulpverleningsgeschiedenis (maatschappelijke instanties, ggz, psychiatrische en psychologische hulp).

3.2 De probleemoplossende benadering

Bij het onderzoeken van de noodkreet of hulpvraag wordt duidelijk of er sprake is van direct gevaar voor personen of grote schade aan goederen *(hoge urgentie)*. Sommige problemen, zoals ernstige agressie of suïcidaal gedrag, of bijzonder hoge lijdensdruk bij de cliënt of diens omgeving, vereisen snelle interventies. Na voorlopige eerste afspraken en adviezen kan daarna verdere analyse plaatsvinden en een interventieplan worden opgesteld.

Wat we van kikkers kunnen leren

Omdat de ogen van een kikker niet in een kas, zoals bij ons, heeft die een groter gezichtsveld om zich heen. Zijn oogspieren bewegen van voor naar achter. Ze kunnen hun hele omgeving bijna in één oogopslag helemaal overzien, met alles wat daarin beweegt. Ze zien beweging goed, zoals lopende of vliegende insecten, maar kunnen geen stilstaande objecten herkennen.

Wat is nu de link met probleemgedrag? Kijkend naar een complexe cliëntsituatie zie je op een gegeven moment de onderliggende invloeden, oorzaken en gevolgen niet meer. Dan kan het helpen om de situatie in beweging te krijgen (met enkele positieve en niet-risicovolle interventies), en dan gericht te observeren wat er gebeurt. Zo beweegt de probleemsituatie als het ware en zie je eerder patronen die daarvoor onder de oppervlakte bleven.

C Aanvullend onderzoek

Als de informatie over de hulpvraag kwesties openlaat, wordt overgegaan tot verder onderzoek. Welke gebieden daarin vooral worden meegenomen (medisch en paramedisch, cognitief, affectief, gedragsmatig, sociaal of omgevingsgericht), hangt af van vermoedens van onderliggende problemen. Zo zal er bij een verdenking van fysieke invloeden op het gedrag (pijn, bijwerking medicijnen, infectie en dergelijke) zonder meer vervolgonderzoek daarnaar worden uitgevoerd en/of een proefbehandeling worden gestart.

Als er nog veel onduidelijk is, verzamel je als het ware met een sleepnet op uiteenlopende gebieden informatie en bekijkt het resultaat. In het oog vallende onvolkomenheden en/of te optimaliseren omstandigheden worden behandeld of anders begeleid om te bezien hoe dit de totaalsituatie beïnvloedt. Dit sluit aan op de in het vorige hoofdstuk besproken verlaagde drempelwaarden en systeemblik. Ook de in het vorige hoofdstuk besproken modellen komen hier van pas. Een van de mogelijkheden om verbanden tussen uiteenlopende gegevens te verhelderen is de besproken SORKC-analyse. Er kan onderzoek worden gedaan om onderliggende invloeden en oorzaken te verhelderen, de draagkracht van deze persoon kan worden ingeschat (mogelijk verlaagde drempelwaarden) en op grond daarvan kunnen interventies worden bedacht.

Een schematische manier om bij gedrag ook de voorafgaande invloeden en gevolgen van gedrag te inventariseren is de ABC-methodiek. Deze overlapt met de eerder beschreven 7 W's, maar wordt voor de volledigheid hier wel genoemd. De ABC-methode is eenvoudiger en vraagt minder tijd; teamleden kunnen makkelijker meedenken met de analyse.

ABC-methode

A Actie: welk gedrag vertoont de persoon?

Wat doet deze? Waar en wanneer komt het gedrag voor? Hoe lang duurt het? Houdt het vanzelf op? Hoe ernstig is het? Hoe vaak gebeurt het?

B Bewegers: wat is de aanleiding voor het probleemgedrag?

Wat gebeurde er in de omgeving? Hoe benaderde je jouw cliënt? Wat kan er aan de hand zijn? Is er onlangs iets veranderd voor hem of haar?

C Consequenties: welke gevolgen heeft het gedrag?

Hoe reageert de omgeving? Wat betekenen die reacties voor deze persoon: door welke reacties vermindert het probleemgedrag en door welke reacties verergert het?

Bij het verder onderzoeken kan gericht worden gekeken naar onvervulde behoeften. Hoe geeft deze persoon betekenis aan haar situatie, en gaat zij daarmee om? In welk opzicht schiet dit tekort? Hoe kun je de persoon niet alleen begrijpen, maar ook hierin helpen?

Ook wordt de samenhang van gevonden bijzonderheden bezien. Is bijvoorbeeld sprake van gedragsclusters of gedragsketens die bij een specifiek ziektebeeld horen (zoals bij een depressie of psychose), of gaat het om verschillende gedragingen vanuit andere invloeden? Inhoudelijke kennis van classificaties van psychiatrische problemen, syndromen en symptomen is bij het antwoorden daarop onontbeerlijk.

Aanvullend onderzoek vraagt om een goede rolverdeling van betrokken disciplines (zorg, psycholoog, arts en overige disciplines). Ook hierin wordt de betrokken cliënt/vertegenwoordiger betrokken.

3.2 De probleemoplossende benadering

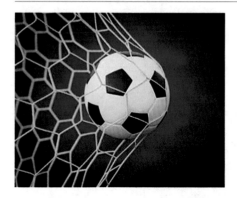

D Probleemverheldering en doelbepaling

> Zonder doel kun je niet scoren.
> Corgé Borghouts, gedragstherapeut

In de fase van de probleemverheldering en doelbepaling wordt gekeken naar factoren die bepalend zijn voor de probleemsituatie, waarbij de gegevens in hun wisselwerking worden bezien. Daarbij wordt ook het perspectief betrokken van de persoon met dementie en van diens naastbetrokkenen, en de context waarin het gedrag zich aandient. Deze fase levert een overzicht op van gedragingen, invloeden en gevolgen, waarbij nu ook hypothesen worden opgesteld over hoe het probleem in elkaar steekt.

In de gedragswetenschappelijke literatuur wordt dit overzicht aangeduid met de term functieanalyse. Alternatieve namen zijn bijvoorbeeld beeldschets, beeldvorming of probleemdefinitie. Het gaat hier om beeld van de probleemsituatie dat alle betrokken disciplines delen. Op grond daarvan kan een beredeneerde keuze worden gemaakt welk onderdeel van het probleem als eerste behandeld zal worden en met welke aangrijpingspunten.

Op grond van het gekozen probleemonderdeel wordt gezamenlijk een realistisch en meetbaar behandeldoel vastgesteld en wordt afgesproken hoe dit behandeldoel wordt geëvalueerd en wie verantwoordelijk is voor (welke aspecten van) de behandeling(en).

Doel is vaak dat de belasting van en/of het gevaar voor de persoon zelf en/of diens omgeving vermindert. Daarvoor kan het nodig zijn dat het gedrag verandert, maar dat is niet altijd mogelijk, en dat hoeft ook niet per se. Soms is het voldoende (en het enig haalbare) als negatieve gevolgen ervan worden vermeden of dat de persoon zelf of diens omgeving het gedrag anders gaat zien of er minder mee wordt geconfronteerd.

Een ander doel kan zijn dat de persoon gewenst gedrag gaat vertonen. Daarvoor is meestal wel nodig dat de persoon dit gedrag reeds op diens repertoire heeft staan, want het gaat om uitbreiding van aanwezig gedrag. Hoe dan ook: probleem en doel dienen concreet en meetbaar te worden geformuleerd, anders is evalueren van de inspanningen onmogelijk.

Het kan helpen om een helder verhaal te hebben hoe het komt dat iemand doet wat hij/zij doet. Dan kun je meer begrip voor hem/haar opbrengen. Concrete uitleg over de probleemsituatie, de gedragsinterventies en het waarom daarvan is niet alleen voor (mantel)zorgverleners vereist, maar verlicht voor hen ook de belasting door het gedragsprobleem in kwestie.

Doelen kunnen zijn: gedragsverandering, vergroting van de draagkracht en acceptatie door verwanten en/of begeleiders, of een combinatie van deze twee; of er kan gekozen worden voor een fasering, waarbij eerst het een de nadruk krijgt en vervolgens het andere.

Hoe dan ook zullen alvorens interventies te plegen metingen worden verricht van relevante kenmerken van het probleemgedrag. Dit is nodig ter bevestiging van de vraag of de subjectieve beleving ervan klopt met de feiten, maar ook om het effect van interventies te evalueren.

Optimist of azijnkijker? Kijk je alleen naar het probleem? Of ook naar wat goed is en goed gaat?

Nu het probleem is bekeken en geanalyseerd, en een doel van interventies is bepaald, worden keuzes gemaakt. Richt je de interventies op het probleemgedrag? De neiging is groot om vooral probleemgericht te kijken oftewel de rode pet op te zetten.

Ga minimaal ook voor 'positieve interventies'! Daarbij gaat het om acties gericht op kwaliteit van leven of een goede verstandhouding of het vermeerderen van prettige momenten voor en met deze persoon.

If you do what you did, you get what you got.
Albert Einstein

'Maar dat hebben we al geprobeerd!'

In teamoverleg worden ideeën uitgewisseld om anders met het probleemgedrag om te gaan. Niet zelden volgt dan een afwijzende reactie, zoals: 'Ik heb dit weleens één keer gedaan', 'Ik denk niet dat dit afdoende

3.2 De probleemoplossende benadering

zal zijn', of: 'Ik heb geen zin in deze aanpak.' Of zelfs: 'Kom met wat beters!' Dan kun je een welles-nietesdiscussie het best vermijden en evenmin pogen om je eigen voorstel er door te drukken. Alternatieve reacties zijn:

- 'Goed dat je dit opmerkt. Vertel eens iets meer over hoe je dit gedaan hebt en hoe het uitpakte.'
- 'Hebben anderen dit ook geprobeerd? Hoe ging dat? Hoe consequent is dit gedaan?'
- 'Oké, heb je dan een beter idee? Of heeft een ander misschien een beter idee?'
- 'Waarschijnlijk is dit alleen niet afdoende, dat klopt. Kan het ons wel in de goede richting helpen? … Kan het een positieve invloed hebben?'
- 'Misschien gaan we nu te snel. Kijk eens terug naar wat we weten van deze persoon en de situatie, en wat daarin het probleem is. Wat kunnen dan …'
- 'Oké, dat begrijp ik. Maar als we verandering in deze situatie willen, zullen we ook dingen anders moeten gaan doen. Wat is nu de eerste stap om …'

E Interventieplan

Het interventieplan kan bestaan uit één interventie, maar ook meerdere onderdelen tegelijk aanpakken (bijvoorbeeld pijnmedicatie, omgangsadvies, een specifiek dagprogramma). Een gecombineerde aanpak wordt eerder gehanteerd bij een complexe situatie met hoge urgentie. Meestal zal niet meer dan één interventie tegelijk worden ingezet, met mogelijke risico's op een negatieve werking, om latere evaluatie van elke interventie mogelijk te maken.

Het interventieplan wordt opgenomen in het behandelplan en verstrekt aan de cliënt of diens vertegenwoordiger. Het interventieplan is beknopt en eenvoudig geschreven, en het is in te zien voor iedereen die er een actief aandeel in heeft. Aan het einde van het overleg wordt afgesproken wie de niet-aanwezigen op de hoogte brengt van de afspraken.

Voordat het interventieplan in gang wordt gezet, moet er worden nagegaan of de organisatorische randvoorwaarden voldoende zijn voor de uitvoering. Als dat niet het geval is, wordt hierover met het management overlegd en moeten extra middelen worden vrijgemaakt.

Aanvullende diagnostiek kan ook onderdeel zijn van het interventieplan.

Tot slot zal het meer dan eens nodig zijn gedetailleerder door te spreken hoe de interventie moet worden uitgevoerd, bijvoorbeeld door die voor te doen en na te laten doen (modelling).

Bij de bespreking is door de gespreksleider bij A tot en met E steeds per stap het besprokene samengevat en de overgang naar de volgende stap expliciet gezet oftewel 'gemarkeerd'. Bijvoorbeeld van B naar C: 'We zijn het er dus over eens dat het knelpunt is dat … Wat is in deze situatie nu haalbaar, heeft iemand daarvoor een voorstel? … Wat vinden anderen daarvan?' Die fasering geeft rust en overzicht, vergroot de betrokkenheid en voorkomt herhaling van wat door de verschillende gesprekspartners is ingebracht. Het werkt vaak goed om de belangrijkste punten van alle tot nu toe relevante gegevens voor ieder zichtbaar op te schrijven op (bijvoorbeeld) een whiteboard. Zo heeft iedereen het overzicht, niet alleen de gespreksleider.

F Controle op uitvoering

Bij het interventieplan en de verslaglegging wordt aandacht geschonken aan de uitvoering van de gemaakte afspraken. Zo is er bij medicatie voor cognitief intacte cliënten in thuissituaties sprake van een therapietrouw van 30–70 %. De opvolging van benaderingsadviezen is (nog) minder vanzelfsprekend. Het interventieplan vergt uitleg aan en training van teamleden, en controle op de uitvoering. Er is ook gerichte rapportage over uitgevoerde interventies en opgedane ervaringen en effecten nodig (zie het kader: Waarom gegevens verzamelen?).

Er wordt besproken hoe de invoering van het programma kan worden bevorderd, bijvoorbeeld door middel van trainingssessies; door gebruik te maken van modelling of beeldcoaching; door tijdelijk in plaats van één, twee teamleden voor deze interventies aanjager en aanspreekpunt te laten zijn; of door één teamlid per dienst de regie te geven over de interventies en de rapportage erover. Je kunt deze fase *verificatie* noemen: controle of ook daadwerkelijk gebeurt wat is afgesproken.

Het is een goed idee om altijd vooraf af te spreken gedurende welke periode de interventies worden gepleegd en daarna terug te blikken. Daarvoor kan het best een overzienbare termijn worden genomen, van bijvoorbeeld vier weken. Soms laten teamleden veranderingen 'verwateren' in de hoop dat het probleemgedrag niet terugkomt, maar voor de 'behandeltrouw' en helderheid is dat ongewenst.

Ook het bijhouden van eenvoudige registraties helpt als reminder voor afgesproken interventies en werkt ook motiverend voor het uitvoeren ervan. Door geregeld op grond van opgedane ervaringen en metingen de aanpak bij te stellen, wordt elke interventie bij een persoon met probleemgedrag feitelijk een n = 1-studie.

Bij ernstige stress in het team, geringe draagkracht en/of een crisis is het zaak om voor een beperkt aantal interventies te kiezen die de grootste problemen/risico's voorkomen, te zorgen voor een strakke hiërarchische communicatie (één regiepunt bij de casus) en met korte intervallen de vinger aan de pols te houden.

3.2 De probleemoplossende benadering

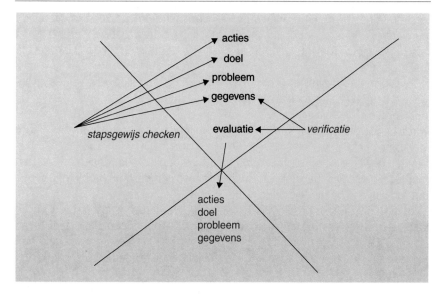

Figuur 3.2 De methodische cyclus in schema

Verwachtingenmanagement is onmisbaar met betrekking tot team en verwanten: wat is haalbaar en wat niet? Welke effecten zijn de moeite waard, ook al kan het gedragsprobleem niet 'opgelost' worden? Dat moet duidelijk besproken en gedeeld zijn.

Het blijft een valkuil om snel en permanent effect te verwachten. Gedragsverandering vraagt in de regel tijd, waarbij het probleemgedrag zo nu en dan weer de kop kan opsteken, ook bij een juiste aanpak.

De eerder gemaakte concrete beschrijving van probleem, doelen en aanpak helpt ook bij het blijven uitvoeren van de interventies. Wat doen we en waarom? Daarover wil je zo min mogelijk twijfel laten bestaan.

Zie fig. 3.2 voor een overzicht van alle stappen van de methodische cyclus.

G Evaluatie

In de evaluatiefase wordt in de achteruitkijkspiegel gekeken. Zijn de interventies uitgevoerd zoals afgesproken? Is bijstellen van de aanpak wenselijk? Zijn de doelen veranderd? Zijn er nieuwe inzichten in de problematiek? En welke nieuwe inzichten (gegevens) zijn met het interventieplan opgedaan? Hoe kijkt iedereen nu terug op de 'noodkreet van toen' en de uitgewerkte hulpvraag? Hoe verhouden de eerste metingen van het probleemgedrag zich met de meest recente tijdens de interventies? De methodische cyclus is feitelijk hypothesetoetsend: uit het effect van (juist uitgevoerde) interventies zal blijken of het plan correct was, dan wel bijstelling behoeft.

Ook wordt teruggekeken op het proces van de behandeling. Hoe verliep de samenwerking? Wat ging goed en wat heeft aandacht nodig?

Er worden afspraken gemaakt over hoe lang de behandeling nog gecontinueerd wordt of dat die gestaakt wordt, over aanvullende interventies om terugval te voorkomen en over de volgende evaluatiedatum.

Indien gewenst wordt de methodische cyclus opnieuw doorlopen om het behandeldoel alsnog te behalen, of – als het om een complex van problemen gaat – aan een volgend behandeldoel te werken.

Vooral bij complexe problemen is het nodig niet alleen gefaseerd te werk te gaan, maar ook meer dan één methodische cyclus te doorlopen. Dat is geen teken van falen. Denk aan de opmerking dat je op grond van het 'bewegende beeld' van de probleemsituatie (door interventies en bijkomende invloeden) beter kunt zien wat vervolgens nodig is.

3.3 HET REFLECTIEF OVERLEG

3.3.1 WAT IS HET VOOR OVERLEG?

Het woord reflectie betekent naast nadenken ook reageren, spiegelen, weerkaatsen. Reflectie beoogt een leereffect voor de aanwezigen, naar aanleiding van eerdere gebeurtenissen of vooruitkijkend op te verwachten situaties. Waarom heb ik gedaan zoals ik deed? Wat moet ik blijven doen, en wat kan beter? Wat kan ik doen als …? In het reflectief overleg wordt stilgestaan bij gedachten, gedragingen en gevoelens van begeleiders naar aanleiding van een of meer cliëntsituaties. Wat betekenen die voor mij, en hoe kan ik er voor mezelf het best omgaan?' Het gaat niet zozeer om het omgaan met of oplossen van het cliëntprobleem, maar de ervaring van het teamlid daarmee en de moeilijkheden die zij ermee heeft.

3.3.2 EEN MODEL VOOR HET REFLECTIEF OVERLEG

Gebeurtenissen en interpretaties daarvan geven aanleiding tot gevoelens als boosheid, angst, verdriet of opgewektheid, die op hun beurt weer gedrag in gang zetten waarvan de gevolgen de situatie weer beïnvloeden.

3.3 Het reflectief overleg

Deze kettingreactie is te verhelderen via – bijvoorbeeld – de 5 G's:
1. Gebeurtenis
2. Gedachten
3. Gevoel
4. Gedrag
5. Gevolg

Bij een cliënt met roepgedrag (1) raakt zorgverlener A angstig (3) en ze denkt (2) aan een eerdere situatie waarin een andere bewoner boos werd door de verbale onrust die het roepgedrag veroorzaakte. Ze kon toen moeilijk overweg met klachten van kritische verwanten en anderen hierover (4 en 5). Doordat zij dichtklapte ten gevolge van haar eigen spanning (3 en 4), was zij niet in staat tot het geven van een kalmerende uitleg aan cliënten en verwanten (4). Sommige verwanten beklaagden zich er later tegen haar collega's over dat zij 'alles maar op zijn beloop liet'. Haar collega's spraken haar weer hierop aan (5). Zo was de cirkel rond.

In het reflectief overleg kwamen haar eigen onvruchtbare gedachten aan bod. Zoals: 'Ik moet deze situatie in de hand houden', 'Ik ben in dit geval niet in staat professioneel te handelen.' Ook gewenst gedrag werd besproken, zoals kalmerende uitleg geven aan de onrustige persoon, diens tafelgenoten en aanwezige verwanten.

De keten van G's ziet er anders uit bij collega B. Zij zegt 'kriegel' (3) te raken van het roepen (1), waarbij later blijkt dat ze er soms zo boos van wordt dat ze de afdeling even verlaat om te voorkomen 'dat ik mevrouw aanvlieg' (4 en 5). Boosheid (3) komt vaak voort uit de overtuiging (2) dat de ander tot ander en beter gedrag in staat is dan hij/zij laat zien. Door die opvatting (2) grondig te onderzoeken en uit te dagen wordt duidelijk dat die opvatting onredelijk is en ook niet helpt om minder boos te raken. Een eerste vraag is: 'Klopt het wel wat ik denk?' 'Is dit waar?' De volgende is of deze gedachte helpt om in deze situatie het optimale te doen. 'Zo nee, wat kan ik dan beter denken?' Tot slot kan worden bezien of de eigen opvatting zwart-wit is en nuancering nodig heeft. Daarna wordt bezien hoe collega B zich zo kan gedragen dat de emotionele belasting binnen de perken blijft.

Voor collega C liggen de zaken weer anders. Zij blijft juist tot ieders verbazing redelijk kalm en opgewekt (3) onder het roepgedrag (1). Terwijl er ook als zij werkt verbale onrust is. Ze zegt daar niet gespannen van te raken. Het is niet zo dat ze het roepen 'buitensluit', zo vertelt ze: 'Ik houd het wel in de gaten, en als het roepen luider wordt, loop ik nauwkeurig enkele mogelijke oorzaken na (2). Of ze goed zit, of ze pijn lijkt te hebben of dat ze verschoond moet worden. Zo ja, dan neem ik maatregelen en daarna wordt mevrouw soms kalmer (4 en 5). Als mijn ingreep niet helpt, heb ik het mogelijke gedaan en daarmee neem ik genoegen. Wat ik dan nog wel doe, is troost en begrip tonen voor zowel mevrouw als haar tafelgenoten. Om na een halfuur de situatie opnieuw te beoordelen.'

Als je jezelf/de ander begrijpt, krijg je meer begrip voor hem/haar

Het werkt voor de teamleden al relativerend om te horen dat dezelfde gebeurtenis grote verschillen in emotie, gedachten en handelingen teweegbrengt. Blijkbaar is er niet één vanzelfsprekende of onvermijdelijke manier om op een situatie te reageren. Het begrijpen van de eigen reactie biedt de mogelijkheid om anders te gaan denken en anders te doen. Ook kan er bij reflectief overleg meer begrip tussen collega's ontstaan. Je doorziet nu waarom iets voor iemand lastig is en waarom het daarom ging zoals het ging. Je begrijpt beter dat hij/zij reageert zoals hij/zij doet.

gebeurtenis	gedachten	gevoelens	gedrag	gevolg
wat gebeurde er, waar, in welke omstandigheden?	ik denk …	ik voel mij … bang bedroefd boos blij	wat ik doe/ gedaan heb is …	consequenties daarvan zijn …

VOORBEELDVRAGEN BIJ DE 5 G'S

1. **Gebeurtenis**
   Wat gebeurde er, waar, in welke omstandigheden? Wat doet de ander precies?

2. **Gedachten**
   Wat ging er in je om in deze situatie: welke gedachten, opvattingen, interpretaties had je erbij?
   Toets deze gedachten. Zijn die werkelijk waar? Hoe weet je dat zo zeker? Vindt iedereen dat?
   Helpt deze opvatting om de nodige zorg te blijven bieden? Helpt die om kalm te blijven? Nee? Wat zou je dan beter kunnen denken?
   Zijn er uitzonderingen op jouw ideeën en opvattingen? Reageert iedereen hetzelfde in deze situatie? Nee? Wat zijn dan alternatieve reacties? Is iedereen het met jouw opvatting eens? Waarom wel/niet? Zijn er ook alternatieve gedachten mogelijk?
   Is wat je denkt genuanceerd? Of toch te zwart-wit?
   Hoe kun je erachter komen of het waar is dat …'

3. **Gevoelens**
   Gevoelens zijn niet op commando te veranderen ('Wees nu eens blij', 'Je moet niet boos zijn'). Ze zijn er, of je het nou leuk vindt of niet. Er zijn situaties waarin het ervaren van negatieve gevoelens niet alleen

3.3 Het reflectief overleg

normaal is, maar ook helpt, zoals bij het overlijden van een cliënt die je na stond. Overmatig negatieve emoties kunnen afnemen door het eigen denken en doen onder de loep te nemen en bij te stellen. Dat kan door de eigen gedachten (zie hiervoor) te onderzoeken op irrationele aannames.

4. Gedrag
   Is dit het enige wat je kunt doen? Zo niet, wat zou je nog meer of anders kunnen doen? Is dit de beste reactie? Hebben je collega's andere suggesties? Bedenk gedragsalternatieven die kunnen passen en betere gevolgen hebben.

5. Gevolgen
   Wat waren de feitelijke gevolgen van je actie en wat was je beleving naar aanleiding van de gebeurtenis?
   Waaruit is verbetering te halen in deze situatie? Wat kun je anders doen? Welke gevolgen zijn voor jou acceptabel? Waarmee dien je de cliëntbelangen beter?

Aandachtspunten bij reflectief overleg

- Gespreksleider
  Het is nodig iemand bij het overleg te hebben die niet emotioneel betrokken is bij de situatie of bij deze cliënt. Deze persoon bewaakt het proces en weet welke vragen wanneer te stellen. Dat geeft rust en helpt de gewenste diepgang te bereiken.

- Stel je kwetsbaar en open op
  Wanneer een collega iets inbrengt waarmee hij/zij het moeilijk heeft, is het natuurlijk mogelijk dat jij geen enkele moeite hebt met die situatie. Het heeft geen zin om dat dan meteen te zeggen ('Nou ik heb daar geen last van'). Je wilt proberen aan te voelen dat en te begrijpen waarom je collega hiermee zit. Bedenk ook als je het gedrag van je collega hier en nu niet begrijpt, dat haar gedrag begrijpelijker zal worden als de ketting van G's uitgediept is.

- Vermijd dooddoeners
  Wat moet de ander met een reactie als 'We hebben allemaal wel eens wat', of 'Elk huisje heeft zijn kruisje?' Zo'n reactie geeft aan dat leed bij het leven hoort (wat waar is) en dat we er – dus – niet moeilijk over moeten doen (wat niet waar is). Iedereen heeft zijn of haar eigen leed; het geeft verlichting en ruimte voor gedragsverandering om hierin gehoord en begrepen te worden.

- Luister naar de ander
  Laat merken dat je gericht en aandachtig luistert. Maak oogcontact. Stiltes mogen er zijn, voel je niet gedwongen ze op te vullen. 'Er-zijn' is een goede basishouding. Stel korte vragen die duidelijk maken dat je luistert en die stimuleren tot verder denken en praten. Wees terughoudend met advies, vooral in het begin van het overleg.
- Vertrouwelijkheid
  Wat in het reflectief overleg is besproken over individuele deelnemers blijft binnenskamers.

3.4 BESLUITVORMING IN MOEILIJKE SITUATIES

3.4.1 WAAROVER GAAT DE BESLUITVORMING?

Een besluitvormingsproces (denk aan het moreel beraad of de dilemmamethode) doorloop je naar aanleiding van een concreet probleem, waarin verschillende belangen spelen en/of het moeilijk is om te bepalen hoe te handelen. Het gaat om een knelpunt waarin begrippen spelen als 'moeten' of 'mogen', 'verplichting' of 'fatsoenlijk'. Bijvoorbeeld: mag iemand in zijn pyjama rondlopen als hij dat vroeger ook al deed? Ook als andere bewoners hiervan in de war raken? Of als zijn dochter aangeeft dat 'dat nu maar eens afgelopen moet zijn!' Ander voorbeeld: 'Moeten we voor meneer nu weer die felbegeerde goudvis of vogel kopen, ook als de ervaring leert dat het dier bij hem geen lang leven beschoren is?' Of: 'Moeten we mevrouw toch maar laten snoepen, omdat ze anders zo boos wordt, ook als ze dan op termijn onwel wordt en fysieke klachten krijgt?' 'Moeten we iemand onder dwang verzorgen als zij of hij dan boos of angstig wordt, maar daarna wel blij is verzorgd te zijn?'

Dat het soms moeilijk is om een besluit te nemen komt vaak door de uiteenlopende belangen die meespelen. Soms kan de persoon in kwestie niet goed meer aangeven wat de eigen belangen en wensen zijn. Of de keuzemogelijkheden hebben uiteenlopende voor- en nadelen, die moeilijk of niet te vergelijken zijn. Of er is sprake van sterke en verschillende emoties, of er bestaan meningsverschillen over wat de doorslag geeft of moet geven bij het afwegen van beslissingen.

In dit proces ligt de focus op de besluitvorming op multidisciplinair niveau, waarbij centraal staat dat besluiten zorgvuldig en inzichtelijk worden genomen en dat zo goed mogelijk recht wordt gedaan aan de autonomie van deze persoon en diens belangen.

> In het besluitvormingsproces staat niet de beslissing centraal, maar het streven om het beslissen zelf zo zorgvuldig mogelijk te laten verlopen. Dit is het vertrekpunt voor de deelnemers aan de besluitvorming.

3.4.2   RANDVOORWAARDEN EN VERANTWOORDELIJKHEDEN

Deelnemers

Bij het nemen van besluiten in bijzondere situaties zijn allen aanwezig die direct betrokken zijn bij en verantwoordelijk zijn voor de zorg en de behandeling. Denk bijvoorbeeld aan de zorgcoördinator, de contactverzorgende, de activiteitenbegeleider, de arts en de psycholoog. Naast de contactverzorgende kunnen ook andere teamleden aanwezig zijn. Ook mensen die te maken hebben met het euvel kunnen worden gepolst, zoals tafelgenoten, verwanten en ander bezoek.

Er wordt afgesproken wie degenen informeert die afwezig waren, maar wel op de hoogte dienen te zijn van de besluiten. Punt van overleg vooraf is of de vertegenwoordiger van de cliënt bij het besluitvormingsproces aanwezig is. Op zijn minst wordt zij of hij vooraf gevraagd naar haar/zijn mening en suggesties. Natuurlijk zal de cliënt in kwestie altijd vooraf worden gepolst.

Voorzitterschap

Voor het nemen van besluiten in bijzondere situaties is de aanwezigheid van een voorzitter gewenst. De bij de besluitvorming betrokken partijen benoemen een voorzitter. Wanneer het haalbaar lijkt om binnen de eigen kring een besluit te nemen, wordt de voorzitter gekozen uit het multidisciplinaire team. Om bepaalde redenen kan een voorzitter van buiten het multidisciplinaire team worden gekozen. De voorzitter is verantwoordelijk voor een helder verloop van het overleg.

De voorzitter kan voor en na het overleg een collega consulteren over de te bespreken situatie. De voorzitter is verantwoordelijk voor de verslaglegging.

Tijd

Het is raadzaam ruim tijd in te plannen voor het overleg. De richttijd is anderhalf uur, maar afhankelijk van de situatie kan hiervan worden afgeweken.

Ruimte

Laat het overleg in een storingvrije ruimte plaatsvinden, zoals een vergaderkamer. In de overlegruimte zijn mogelijkheden om ingebrachte gegevens voor ieder overzichtelijk te presenteren, bijvoorbeeld op een flip-over of whiteboard.

Besluiten bij consensus

De aanwezigen streven naar een besluit op grond van overeenstemming, op zijn minst grotendeels. Iedere aanwezige voegt zich naar de afgesproken werkwijze, denkt actief mee en luistert naar wat ter tafel komt. Het is niet verstandig zaken direct op de spits te drijven en evenmin om uit te gaan van eigen emotionele drijfveren of levensbeschouwelijke principes.

Een besluit dat zorgvuldig volgens het protocol is genomen, op grond van de kennis van en naar beste kunnen van dat moment, is ethisch juist. Of het besluit goed uitvalt, zal de tijd leren. Van een (achteraf bezien) juist besluit plukt het hele team de vruchten; bij een besluit dat verkeerd uitpakt, zijn de beslissers elkaar tot steun en bezien zij hoe zij zo goed mogelijk verder kunnen gaan.

Als er geen besluit bij consensus mogelijk is, meldt de voorzitter dit aan de daarvoor verantwoordelijk leidinggevende.

Verslag/communicatie

De voorzitter (of een door hem of haar daartoe aangewezen persoon) maakt een verslag van (alle fasen van) de besluitvorming. Het is aan te bevelen dat het conceptverslag wordt nagelezen en aangevuld door een of twee aanwezigen, alvorens de definitieve versie wordt opgemaakt. Het besprokene wordt genoteerd in het zorgplan, het verslag van de besluitvorming wordt in het zorgdossier bewaard. Verantwoordelijk voor de communicatie met de cliënt en de vertegenwoordiger is formeel de verpleeghuisarts, maar bij minder zwaarwegende besluiten kan dit gemandateerd worden.

Wie kan en wie mag beslissen?

Bij het verzamelen van gegevens wordt allereerst bepaald wie over dit probleem mag (moet) beslissen. Als volgorde van beslissingsbevoegdheid geldt:

1. De cliënt/bewoner beslist, als deze bij dit onderwerp/knelpunt in staat is de eigen belangen te behartigen (de bewoner beslist op grond van diens huidige mate van autonomie);
2. De vertegenwoordiger beslist voor én vanuit de cliënt/bewoner;

Als 1 & 2 geen uitsluitsel bieden over de te volgen weg of als de keuzes niet voldoen aan de professionele standaard van goed hulpverlenerschap, dan beslissen de professionals. Ook wordt de mening en beleving achterhaald van degenen die wel met het knelpunt te maken hebben, maar niet bij het overleg aanwezig zijn. Denk bijvoorbeeld aan medebewoners of niet-aanwezige teamleden.

3.4 Besluitvorming in moeilijke situaties

Als een besluitvormingsprocedure wordt gevolgd, wordt vooraf afgesproken wie de beslisser is. Iemand moet immers de knoop doorhakken. Dat kan de voorzitter zijn.

Iedere deelnemer is verantwoordelijk voor de eigen inhoudelijke inbreng. De voorzitter is verantwoordelijk voor het verloop van het overleg. De leidinggevenden van de deelnemers worden kort na het overleg op de hoogte gesteld van het besluit en dragen medeverantwoordelijkheid hiervoor.

De cliënt, diens vertegenwoordiger en het multidisciplinaire team kiezen uit mogelijkheden die voortvloeien uit de professionele standaard van de organisatie en van de disciplines. De hulpverlener kan niet worden gedwongen om tegen diens professionele standaard in te handelen (eis van 'goed hulpverlenerschap').

Voor 1 (& 2) is absoluut nodig dat de persoon in kwestie en diens vertegenwoordiger voldoende en op de juiste manier geïnformeerd zijn over het betreffende knelpunt. Is voldoende duidelijk wat de bewoner wil en waarom (vanuit welke motieven) deze dit wil? Op welke gebieden uit deze zich ambivalent? Waarin zit die ambivalentie?

3.4.3 STAPPENPLAN BIJ DE BESLUITVORMING (EVENALS LEIDRAAD VOOR DE VOORZITTER BIJ DE BESPREKING EN HET VERSLAG)

Gegevens

Om te beginnen worden de feiten die waarschijnlijk, direct of indirect, samenhangen met de vraagstelling verzameld. Dat betreft gegevens op het gebied van het psychisch en sociaal functioneren, van zingeving en van het lichamelijk functioneren. Bij het doorspreken en doorvragen zal blijken dat sommige gegevens onzeker of nog onbekend zijn. Die worden dan genoteerd en later eventueel verder uitgezocht. Je kunt niet alles weten, en het is beter om deze onzekerheid te laten bestaan, dan te gokken hoe het zit. Naderhand kan worden bekeken wat nog verder uit te zoeken is.

Geen zuivere observatie

We kijken niet per definitie neutraal naar de betreffende kwestie, maar we zien deze door onze eigen bril, met onze eigen verwachtingen, interpretaties, overtuigingen, emoties en betrokkenheid (hier aangeduid als 'belangen'). Het is daarom zaak dat iedereen onderscheid maakt tussen gegevens en interpretaties. Een gegeven is een feit, geen interpretatie. Pas een zogenoemde 'cameracontrole' toe: wat valt er precies waar te nemen? Wat wordt hier (door personeel en andere betrokkenen) aan toegevoegd/

geïnterpreteerd? Welke andere verklaringen zijn denkbaar? Een valkuil hierbij is ook gevoelens voor feiten aan te nemen. 'Ik heb er geen goed gevoel over, *dus* is het niet goed.' Om te beginnen zal dan, op grond van duidelijke argumenten, moeten worden besproken waar dat minder goede gevoel vandaan komt.

Probleemformulering

Probeer op grond van de gegevens het centrale probleem te beschrijven. Overweeg hierbij:

- Wat kan in deze situatie een rol spelen en de beslissing beïnvloeden?
- Welke andere belangen kunnen meespelen, van de bewoner, diens vertegenwoordiger, andere familieleden/betrokkenen (waaronder ook de bewonersgroep) en van zorg- en hulpverleners? Denk daarbij zowel aan het eigenbelang als aan het professionele belang van alle partijen.
- Wat zijn in deze situatie de ethische normen en waarden van elk van de betrokkenen?

Ga niet uit van eigen levensbeschouwelijke argumenten/overtuigingen. Het is niet juist om met een emotioneel sterk gekleurde stelling te komen, het is juist van belang dat verschillende visies/overtuigingen kunnen worden uitgespit. Het is van belang goed naar elkaar te luisteren en zo zuiver mogelijk te argumenteren.

Ga voor de verschillende betrokkenen (bewoner, familie, personeel, andere bewoners) na waar in deze situatie de morele kernpunten en belangentegenstellingen zitten. Hierbij is onderscheid te maken tussen onder meer:

- eigenbelang in de zin van egoïsme;
- eigenbelang in de positieve zin van psychische en lichamelijke gezondheid;
- belang van de ander of anderen (altruïsme);
- algemeen belang, maatschappelijk belang (bijv. kosten, beeldvorming, overlast);
- belang van de organisatie.

Bij deze en andere belangen is het goed om door te vragen. Als een deelnemer bijvoorbeeld zegt dat eerlijkheid nodig is, dan kunnen vragen ter verheldering worden gesteld. Wat bedoel je hier precies mee? Moet je altijd de waarheid zeggen? Ongeacht het effect? Hoe doe jij dat zelf, welke gedragsregel volg je zelf hierin? Kan dit ook verkeerd uitpakken? Hoe kijken anderen hiertegen aan?

3.4 Besluitvorming in moeilijke situaties

Overleg en weeg samen af: welke belangen moeten bij deze bewoner in deze situatie het zwaarst wegen, oftewel: wat is goed/slecht voor diens menselijk welzijn? Denk hierbij ook aan principes als weldoen, kwaad vermijden, respect voor de autonomie van de bewoner en rechtvaardigheid. Kan geformuleerd worden *waarom* dit belang bij deze persoon en in deze situatie het zwaarst moet wegen?

Dit lijkt misschien wat muggenzifterig, maar dat is het niet. Er kunnen gemakkelijk misverstanden ontstaan omdat we met hetzelfde woord iets anders bedoelen, omdat we (te) snel een oordeel hebben en omdat gevoelens en emoties sterk meespelen. Het is daarom goed het naadje van de kous te weten wat betreft ieders mening over dit dilemma.

Argumenten voor en tegen kunnen in twee kolommen worden geschreven. Geef voors en tegens niet in één woord weer, maar in een korte zin, zodat duidelijk is wat er precies wordt bedoeld.

Doel

Belangrijke vragen bij het bepalen van het doel zijn: wat wil de persoon zelf? Wat willen de betrokkenen? Is het overeengekomen doel haalbaar oftewel reëel? Past het doel bij de hiervoor geformuleerde belangen, probleemformulering en de verzamelde gegevens?

Acties

De feiten, het geformuleerde probleem en de doelen zijn vertrekpunt voor de vraag wat de mogelijkheden zijn om iets aan het probleem te doen (zijn deze passend bij wat in de vorige stappen aan bod kwam?).

Als je een beeld hebt van de voors en tegens van de opties en van de daarmee verbonden belangen, wordt een beredeneerde keuze mogelijk. Ook wordt duidelijk wat er wordt 'ingeleverd' bij elke optie.

Er kunnen overwegingen zijn om nog niet tot actie over te gaan, bijvoorbeeld vanwege onduidelijkheid over risico's van acties, ontbrekende belangrijke gegevens, onduidelijkheid ten aanzien van het probleem en verschillende opvattingen ten aanzien van de na te streven doelen. Dan wordt een afspraak gemaakt om een volgende keer met elkaar verder te praten.

Als een besluit tot actie niet kan wachten, probeer dan een voorlopig besluit te nemen, volgens het stappenplan hierboven, en kom zo spoedig mogelijk opnieuw bijeen om dezelfde fasen te doorlopen. Gebruik de tussentijd om te overleggen met en te toetsen bij collega's.

Niets voor eeuwig

Een genomen besluit heeft een 'hier-en-nu-karakter': het is de beste beslissing bij deze persoon, in deze situatie en op grond van wat hier en nu bekend is. De situatie (of informatie daarover) kan zo veranderen, dat later een andere keuze beter lijkt. Het besluit is dus altijd voorlopig. Er wordt afgesproken op welke datum en bij welke nieuwe feiten wordt geëvalueerd, en zo nodig opnieuw wordt overlegd.

Ook komt het vaak voor dat een of meer deelnemers zich, ondanks een gedegen proces, toch niet goed voelen bij het genomen besluit. Dan is het goed om daar nog bij stil te staan: hoe komt dit? Het kan zijn dat de procedure nog eens moet worden doorlopen. Ook kan het met henzelf te maken hebben: dan kunnen zij dit punt inbrengen in een reflectief overleg.

Vastleggen van de besluitvorming, inclusief evaluatie

Leg alle bovengenoemde stappen zo nauwkeurig mogelijk vast (met voor elk van de eerder genoemde stappen de inhoud, de overwegingen, de afspraken) en noteer het besluit.

Vermeld of er consensus over het besluit is bereikt, en zo niet, wie het er niet mee eens zijn en/of waarom niet (dit laatste wordt gemeld aan de eindverantwoordelijke).

Evaluatie hoort bij de procedure. Spreek af wanneer het besluit wordt geëvalueerd. Bij belangrijke nieuwe feiten ten aanzien van het geformuleerde probleem wordt het protocol opnieuw doorlopen.

GERAADPLEEGDE LITERATUUR

Allewijn, M., & Vink, M. T. (2009). *Handreiking psychologische hulpverlening bij gedragsproblemen bij dementie*. Amsterdam: NIP.

Bird, M., Robert, H., Llewellyn-Jones, R. H., & Korten, A. (2009). An evaluation of the effectiveness of a case-specific approach to challenging behaviour associated with dementia. *Aging & Mental Health, 13*(1), 73–83.

Geelen, R. (2003a). RET het teamlid! (2003). *Denkbeeld, Tijdschrift voor Psychogeriatrie, 15*(4), 14–18.

Geelen, R. (2003b). Zwitsers zakmes voor verzorgenden. *Tijdschrift voor Verzorgenden, 8/9*, 28–31.

Geraadpleegde literatuur

Geelen, R., & Bleijenberg, G. (1999a). Proef op de som. Illustratie van gedragstherapie in het psychogeriatrisch verpleeghuis. *Gedragstherapie, 32*(2), 79–103.

Geelen, R., & Bleijenberg, G. (1999b). Mediatieve gedragstherapie bij complexe gedragsproblemen. Een praktijkvoorbeeld uit een psychogeriatrisch verpleeghuis. *Tijdschrift voor Gerontologie en Geriatrie, 30,* 73–79.

Hamer, T., & Vink, M. (2001). Gedragsanalyse en ABC training voor verzorgenden. In A. M. Pot, P. Broek & R. Kook (Red.), *Gedrag van slag, gedragsproblemen bij ouderen met dementie.* Houten: Bohn Stafleu van Loghum.

Spector, A., Orrell, M., & Goyder, J. (2013). A systematic review of staff training interventions to reduce the behavioural and psychological symptoms of dementia. *Ageing Research Reviews, 12*(1), 354–364.

Zwijsen, S. A., Smalbrugge, M., Eefsting, J. A., Twisk, J. W. R., Gerritsen, D. L., Pot, A. M., et al. (2014). Coming to grips with challenging behavior: A cluster randomized controlled trial on the effects of a multidisciplinary care program for challenging behavior in dementia. *JAMDA, 15*(531), 1–10.

Internet

Informatie over de ABC-methode: https://abc99.org/wp-content/uploads/ABC99-Folder-najaar2015-losse-pag.pdf.

Informatie voor externe hulp bij de opzet van goede zorgcommunicatie en juiste interventies: https://www.zorgvoorbeter.nl/probleemgedrag-ouderen/stappenplan.

https://www.vumc.nl/afdelingen/moreel-beraad/moreelberaad/.

PDF over multidisciplinair en methodisch werken: https://www.verenso.nl/_asset/_public/Richtlijnen_kwaliteit/richtlijnen/database/Handreiking-MDC-Probleemgedrag-def.pdf.

Richtlijn Probleemgedrag derde versie. De richtlijn is te vinden in de richtlijnendatabase op de nieuwe website van Verenso (https://www.verenso.nl) en op de website van het NIP (https://www.psynip.nl).

DEMENTIE

4

INTERVENTIES

© Bohn Stafleu van Loghum is een imprint van Springer Media B.V., onderdeel van Springer Nature 2019
R. Geelen, *Probleemgedrag bij dementie*, Nursing-Dementiereeks,
https://doi.org/10.1007/978-90-368-2253-4_4

Er zijn legio interventiemogelijkheden voor probleemgedrag. Na algemene opmerkingen over psychologische interventies beschrijven we diverse mogelijkheden aan de hand van het ijsbergmodel. De keuze van een interventie(s) hangt af van de analyse van de problematiek.

4.1 ER IS GEEN SUPERIEURE INTERVENTIE OF BENADERINGSWIJZE

Er zijn vele interventies, benaderingswijzen en activiteiten voor probleemgedrag; tab. 4.1 geeft slechts een indruk. Geen enkele benaderingswijze is superieur, ook niet bij één specifieke vorm van probleemgedrag, zoals roepen of agressie. Interventies die het in één onderzoek of een verzamelstudie (review) goed doen, overtuigen bij andere studies weer minder. We weten niet wat in het algemeen het best werkt bij dementie en evenmin wat bij bepaald probleemgedrag de onderliggende mechanismen zijn. Per persoon en situatie ligt dat anders.

4.2 ER IS GEEN 'ZUIVERE' BENADERINGSWIJZE

De uitkomsten van verschillende onderzoeken naar eenzelfde benaderingswijze zijn meestal onvergelijkbaar. Waarover praten we bijvoorbeeld bij effectonderzoek naar reminiscentie oftewel het ophalen van positieve herinneringen? Drie wekelijkse sessies met zes anderen? Een-op-eencontact met een ervaren therapeut? Een tv-programma met oude journaals? En op wat voor herinneringen wordt de nadruk gelegd? Welke activiteiten en contacten zijn er daarnaast? We hebben geen standaard voor hoe een bepaalde benaderingswijze precies handen en voeten moet krijgen in de praktijk. Daardoor verschillen studies ook in hoe zij de benadering operationaliseren oftewel handen en voeten geven. Hoe zijn de andere bewoners qua contactmogelijkheden en sociaal gedrag? Daarin verschillen de onderzoeken en dat maakt ze onvergelijkbaar.

Interventies kunnen om andere redenen werken dan gedacht. Een voorbeeld hiervan is *therapeutic touch* (TT), een complementaire zorgvorm, waarbij met specifieke handbewegingen, zonder aanraken, het 'energieveld' van de cliënt wordt 'hersteld'. Nu zijn die energievelden niet in onderzoek aangetoond. Het effect zit er vermoedelijk in dat bij deze benadering veel aandacht uitgaat naar de aandachtige, zachte en liefdevolle benadering van de ander, een waardevol en invloedrijk gegeven dat eigenlijk geen wetenschappelijke bevestiging behoeft. Als iemand je nabij is, ook letterlijk, en aandacht geeft, dan is een intens animerend of geruststellend effect meestal aannemelijk.

Tabel 4.1   Benaderingswijzen in de psychogeriatrie: voorbeelden

cognitieve stimulatie
reminiscentie
valliderende of belevingsgerichte benadering
simulated presence therapy
aromatherapie en snoezelen, contact met huisdieren
muziektherapie
bewegingstherapie en motorisch activeren, wandelen

Bij een bepaalde benadering zijn er altijd veel meer invloeden en kan de uitvoering altijd onderling verschillen. Oftewel: er is geen 'zuivere' benaderingswijze.

4.3   MAATWERK IS SUPERIEUR

Omdat probleemgedrag bij dementie meerdere invloeden en oorzaken heeft, bestaat dé oorzaak van probleemgedrag niet, en daarmee evenmin dé oplossing. Bij reviews over het behandelen van probleemgedragingen als agitatie en roepgedrag blijken op individuele analyse en op de persoon afgestemde interventieplannen superieur aan algemene interventies. De superieure effecten van maatwerk op het individu gelden ook voor activiteiten/dagbesteding. Effecten nemen toe bij afstemming op iemands persoonlijke verleden, diens voorkeur voor individueel, een-op-een of met meerdere anderen bezig willen zijn, en diens cognitieve mogelijkheden en copingvaardigheden.

4.4   REPTIEL, ZOOGDIER EN MENS ONDER ÉÉN SCHEDELDAK

Wijlen hoogleraar psychologie Piet Vroon stelde dat we zowel meester als knecht van ons brein zijn. Menselijke hersenen zijn hun dierlijke oorsprong niet ontstegen: primitieve gedragswetten overrulen niet zelden de hogere methodische en logische regels. Zoals wanneer veiligheidsmaatregelen niet leiden tot minder ongelukken, omdat mensen streven naar een vergelijkbaar spanningsniveau – en daarom meer risico gaan nemen.

Piet Vroon knoopte aan bij hersenmodellen die het brein opdelen in drie plateaus. Eerst was er de oude en vroege hersenstructuur van de hersenstam (oftewel het reptielenbrein), voor basale lichaamsfuncties als ademhalen en eten. Daarop

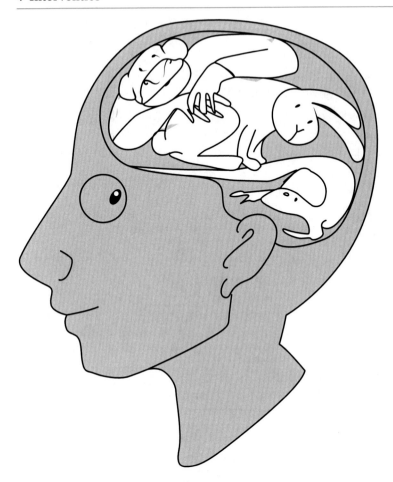

Figuur 4.1 De verschillende lagen in het brein

volgde het limbisch systeem (het zoogdierenbrein) dat emoties en primitief sociaal gedrag regelde. Om (evolutionair veel later) te worden aangevuld met de cortex, oftewel het primatenbrein, dat iemand in staat stelt tot ingewikkelder sociaal en weloverwogen gedrag. Daaraan kunnen we nog de dieper gelegen middenhersenen toevoegen, die binnenkomende en uitgaande signalen naar de juiste plek sturen en signalen filteren.

De hersenlagen zijn volgens Vroon in de evolutie te snel 'op elkaar gestapeld' en onvoldoende geïntegreerd (fig. 4.1). Dat maakt menselijk gedrag vaak onlogisch, inconsequent en daarmee onvoorspelbaar: we doen iets anders dan we zeggen dat we gaan doen. De primitieve functies zijn sterker en nemen de overhand, waardoor de hogere lagen tijdelijk buiten werking worden gesteld. Bij iemand met cognitieve problemen zal uitleg met veel woorden minder succes hebben dan een beroep op primitiever niveau, zoals het tonen van kalmte en genegenheid, een positief gebaar of iets laten snoepen of eten.

Razendsnel van tieren naar kalm informeren en andersom

Mevrouw Van Laren kan je verrot schelden als je alleen al binnenkomt of iets vraagt. Terwijl ze even later kalm reageert en zelfs nog weet dat je op vakantie was en vraagt of je het goed hebt gehad. Teamleden vinden dat vreemd: speelt ze geen spelletje? Hoe ga ik om met haar overreageren en schelden? Ze moet toch zichzelf kunnen beheersen? Het antwoord is natuurlijk dat ze dit juist niet kan. Ze kalmeert misschien eerder als je insteekt op een primairder hersenniveau. Laat compassie zien, houd haar stevig vast, val voor haar op je knieën of haal haar lievelingskostje. Ook kan het goed zijn om te wachten op het luwen van de emoties. Je zult geen beroep op haar doen op het niveau van redeneren, logica, uitleg geven of anderszins op het niveau van het bewuste brein. In fig. 4.2 staan naast de hersenlagen korte typeringen van het haalbare niveau van insteek.

4.5 INTRODUCTIE IJSBERGMODEL XXL

In H. 2 kwam het ijsbergmodel al ter sprake; we zijn nu toe aan een versie ervan die ook de context rondom de cliënt laat zien en die meer systeemgericht is. Laten we dit het ijsbergmodel XXL noemen. In dit model plaatsen we de kwetsbare persoon in diens context: medebewoners, verwanten en teamleden (waarop het ijsbergmodel in engere zin ook van toepassing is), en ritmes en werkpatronen, de leefomgeving en de zorgorganisatie (fig. 4.3).

Het oog verbeeldt de in H. 2 besproken persoonsgerichte visie en de diverse modellen en zienswijzen. Dat kan een uitzoomende blik zijn, waarmee globaler naar relaties wordt gekeken, of een meer gefocuste blik op bepaalde aspecten van relaties, zoals onvervulde behoeften of bekrachtigingen van gedrag. Er wordt altijd een selectie gemaakt door een focus die bepaalde zaken uitvergroot (ten koste van andere aspecten, dat wel).

Het voor deze persoon in deze situatie uitgewerkte model kan worden benut om aan de cliënt en/of diens betrokkenen uit te leggen wat er loos is en wat er gedaan kan worden (psycho-educatie). 'Geschiedenis' (1) verwijst naar wat recent en in het verre verleden is voorafgegaan aan het probleemgedrag en hier en nu doorwerkt, zoals wat de persoon en andere betrokkenen hebben meegemaakt en welke sporen dat heeft nagelaten.

4 Interventies

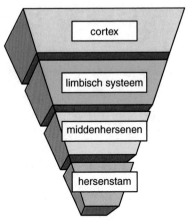

cortex	– feiten laten onthouden, laten redeneren
	– houvast en genoegen zoeken in het eigen verleden
	– houvast vinden via spiegelen aan kalmte begeleider, sturing door begeleider
limbisch systeem	– cliënt zich wel laten bevinden door zelf positiviteit, kalmte, plezier of rust uit te stralen
	– prikkels toevoegen/weghalen/doseren
middenhersenen	– contact en ontspanning via fysiek contact of door grofmotorische inspanning
	– het ervaren van zintuiglijke indrukken en daardoor of ontspannen, of weer kunnen voelen, ruiken, proeven, zien of horen
hersenstam	– comfort en voorkomen van ongemak
	– temperatuur, licht, geur

Figuur 4.2   Hersenlagen, beïnvloeding en mogelijke benadering

Het begrip 'grenzen' (2) verwijst zowel naar zichtbare als (voor betrokkenen) on-zichtbare zaken. Een voorbeeld van een zichtbare grens is de woonruimte. Zijn er slechts luttele vierkante meters beschikbaar of zeeën van ruimte? Is er voldoende loopruimte? Is er voldoende ruimte voor de cliënt, en kan die worden 'bezet' door anderen? Kun je je hier geborgen voelen? Zit iedereen aan één grote tafel, of zijn er keuzemogelijkheden? De personeelsbezetting is een andere begrenzende factor. Is die toereikend? Zijn er veel invallers en wisselingen van gezichten? Zijn de team-leden moe? Is het voor hen mogelijk hier en nu met een collega ruggenspraak te houden? Is de afdeling gesloten, of kan de cliënt zich relatief vrij door het gebouw begeven? En ook daarbuiten? Grenzen moet je accepteren, duidelijker aanhalen of verruimen.

De 'getijden' (3) hebben betrekking op vragen als: Is er een herkenbaar ritme van bedrijvigheid en rust, van maaltijden en bezoek? Worden die ritmes aangehouden of doorbroken bij personeelskrapte, en op feestdagen bijvoorbeeld? Vaste ritmes geven rust en voorspelbaarheid, maar ze kunnen ook passiviteit en apathie in de hand werken. Welke positieve ritmeverstoringen zijn mogelijk voor deze persoon? Welke moet je liever vermijden?

In par. 5.5 zullen we zien dat de dagelijkse omgang soms beter niet direct en niet persoonlijk kan zijn. Soms overvragen we de ander zelfs met simpele vragen of met een persoonlijke en directe insteek.

4.5 Introductie ijsbergmodel XXL

IJsbergmodel XXL

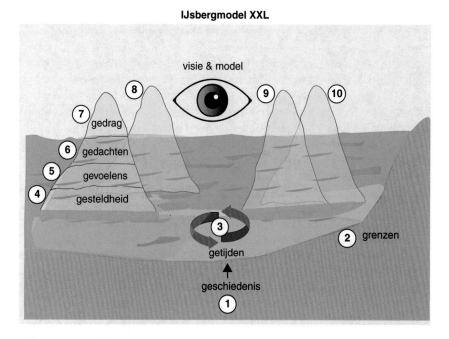

Figuur 4.3 Het ijsbergmodel XXL: een wereld vol interventiemogelijkheden

De persoon met dementie wordt verbeeld door de ijslagen 4 tot en met 7 van de ijsberg links op fig. 4.3. Zoals gezegd is gedrag (7) het enige wat we kunnen zien, en dat wordt bepaald door gedachten en andere cognitieve vermogens (6), emoties (5) en de lichamelijke toestand of gesteldheid (4). Tussen 4 tot en met 7 bestaan onderling wisselwerkingen. De ijsberg wordt verder beïnvloed door nabij gelegen ijsbergen, die staan voor medebewoners (8), familie (9) en teamleden (10).

Van zangvogel tot schreeuwlelijk

De treurspreeuw is een onopvallend klein, bruinzwart vogeltje met gele snavel en felgele pootjes, maar het beestje kan prachtig zingen en zelfs mensen napraten. In zijn oorspronkelijke leefomgeving van Zuid-Azië komt het veel voor en geeft daar geen problemen. Hoe is het mogelijk dat zo'n beestje in Singapore massaal wordt gehaat en verdelgd? Dat zit zo. Door alle verkeer en bouwnijverheid kan het niet meer normaal zingend een partner vinden. Het gaat daarom uit volle borst krijsen om boven het omgevingslawaai uit te komen. Hoe moeten we dit zien? Volgens het model van onvervulde behoeften (unmet needs)? Zoals de drang tot voortplanting en communicatie? Zit het in de wisselwerkingen tussen omgeving en dier? Moet je vaststellen dat er voor dit dier in zo'n stedelijke omgeving geen plaats meer is? Moet je het terugbrengen naar waar het oorspronkelijk vandaan komt? Moet je een geluidsverbod instellen in de stad? Lost het probleem zich vanzelf op als aan alle bouwen een einde is gekomen en moeten we de rit even uitzitten? Zoveel zienswijzen, evenzovele handelingsalternatieven. We houden ons doof voor de echte problematiek als we het beestje alleen als schreeuwlelijk wegzetten.

Op een vergelijkbare manier wil je bij een casus van focus wisselen. Wat levert dit op, wat is haalbaar, wat zijn verdere gevolgen als we zo kijken en van daaruit ingrijpen?

4.5.1 DE SITUATIE LATEN BEKIJKEN EN BEGRIJPEN: PSYCHO-EDUCATIE

Psycho-educatie betekent uitleg aan een of meer betrokkenen over wat er loos is. Dat kan de familie zijn, het afdelingsteam, bepaalde disciplines en in ieder geval de cliënt zelf. De uitleg kan gaan over het totaalbeeld of over onderdelen ervan, zoals onvervulde behoeften, relaties tussen omgeving en gedrag of het doorwerken van de persoonlijkheid of cognitieve problemen. Daarbij kan feitelijke uitleg worden gegeven of beelden die passen bij de leefwereld van de betrokkene. Stel dat het voor de echtgenote van belang is om zo nu en dan grenzen te stellen aan de wensen van haar man, bijvoorbeeld wat betreft het nuttigen van zoetwaren vanwege zijn aandoening. En stel dat je weet dat deze vrouw er vroeger prat op ging een goede moeder te zijn. Dan is daarmee een koppeling te maken. Natuurlijk is haar man geen kind, maar hij en wij worden wel door dezelfde basale gedragswetten bepaald.

De jengelzone bij de kassa

In de rij voor de kassa wijst een jong kind naar het daar uitgestalde snoepgoed en roept: 'Mama, dat wil ik hebben.' Hoe ga je daar als ouder mee om? Zonder dat er sprake is van langdurig gedoe en gênante scenes? Ga je met je kind reflecteren over de voors en tegens van snoepen? Of over dat alles zo duur is? Of preken over diabetes of overgewicht?

Een kalm en resoluut nee, zonder twijfel en zonder speelruimte, eventueel met de belofte dat thuis een gezonde snack klaarligt, lijkt meer succesvol. Daarin is zowel sprake van duidelijkheid als van richting (directief) en afstemming op het kinderbrein (het vooruitzicht van iets lekkers).

4.5 Introductie ijsbergmodel XXL

Psycho-educatie betekent niet een 'les afdraaien'. Het gaat om afstemming: wat weet de ander al, waarvan gaat zij of hij uit? Wat is voor hem of haar het belastendste of het belangrijkste? Vraag eerst: 'Wat weet u al van …? Wat is voor u het meest …?' Je legt de situatie zo uit dat de ander je begrijpt, maar ook wordt geboeid. Je nodigt uit tot discussie, sluit aan op persoonlijke ervaringen en vraagt om te reageren en ook zelf uit te leggen wat je net uit de doeken hebt gedaan. Daarbij kunnen opvattingen die niet helpen of onwaar zijn worden uitgedaagd. *'U zegt dat hij steeds meer eisen gaat stellen als we meer inspelen op zijn gewoonten. Is dat wel zo? Hoe weet u dat? Denken anderen daar ook zo over? Is er iets op tegen om de komende drie weken vooraf rekening te houden met zijn behoefte om … en dan gericht te observeren hoe dat uitpakt?'*

Je kunt verder middelen gebruiken als foldermateriaal, artikelen en boeken (bibliotherapie). Vaak is het goed hierbij een gerichte vraag of instructie mee te geven waarop je later terugkomt ('Als ik u weer zie, ga ik u vragen of …'). Soms is er goed filmmateriaal aanwezig voor bepaalde problematiek en vooral bepaalde ziektebeelden. Lotgenoten die hetzelfde hebben doorgemaakt en er uiteindelijk goed zijn uitgekomen, zijn overtuigender dan wie als boekenwurm of jong kuiken wordt gezien.

Hoe de vork in de steel zat

Het voelde niet zozeer dreigend als wel vooral triest toen mevrouw Van Walden poogde met een vork medebewoners uit de huiskamer te bonjouren. De bedoelingen waren goed toen ze in die mooie kleinschalige woonvoorziening kwam wonen. 'Onder de mensen zal ze opbloeien, ze heeft nu eenmaal zorg nodig en die krijgt ze hier.' Maar ze verkeerde continu in een alarmtoestand. Ze mocht zich niet terugtrekken op haar kamer: 'Even volhouden en dan zal ze wel wennen.' Maar hoe reëel is dat gezien haar levensgeschiedenis? Samengevat: als kind gepest, weinig liefhebbende ouders, drie jaar concentratiekamp, langdurige armoede. Ze leefde in een kleine houten barak in een bos, afgelegen van alles en iedereen. Daar verkommerde ze in het inmiddels vervallen tochtige krot, met gebrek aan vers voedsel en feitelijk aan alles. De enige levenslijn was een thuiszorgmedewerker die zo nu en dan het hoogstnodige bij haar voor elkaar kreeg. En dan word je – zonder dat je het verwacht en snapt waarom – door de politie opgepakt omdat het niet langer gaat en midden in zo'n 'gezellige familie' gedropt. Het bleek een goede zet om mevrouw meer privéruimte te geven, dus ook op haar eigen kamer, en met enkele teamleden een contact op te bouwen en haar dingen te geven zonder iets van haar te verlangen.

4.5.2   GESCHIEDENIS

We leven in het hier en nu, maar daarin werken levensgebeurtenissen, zowel belangrijke als kleine, door. We weten dat levensgebeurtenissen op korte termijn invloed hebben op de stemming, maar de effecten op het welbevinden op lange termijn lopen uiteen. De ene persoon heeft meer draagkracht dan de ander, geeft een andere betekenis aan wat hem overkomt en gaat anders met tegenslag en voorspoed om. Omdat daarbij van alles door elkaar heen loopt en elkaar ook weer beïnvloedt, levert onderzoek naar de invloed van levensgebeurtenissen tegenstrijdige resultaten op. Het meemaken van meer negatieve levensgebeurtenissen (belangrijke personen verliezen, werkloosheid enzovoort) voorspelt over het algemeen niet hoe gelukkig iemand later in zijn leven is. Een crisis als het verlies van werk kan zelfs positief uitwerken, omdat iemand gedwongen wordt goed na te denken over wat hij zelf wil en kan, en er daardoor misschien beter uitkomt. De draagkracht kan ondermijnd raken doordat iemand kort achter elkaar verschillende tegenslagen te verwerken krijgt. Of en hoe iemand tegenslag verwerkt, is in zijn algemeenheid niet te voorspellen. Wel krijgen oude en kwetsbare mensen vaak een groot aantal negatieve ervaringen voor de kiezen: verslechtering van de eigen gezondheid, een falend geheugen, het overlijden van de partner en dan ook nog verhuizen naar een verpleeghuis. Ga er maar aan staan!

Er zijn verder kleine lotgevallen in het zeer recente verleden die van invloed zijn op het welbevinden en het (probleem)gedrag. Dat zijn de dagelijkse kleine ergernissen (*daily hassles*) en kleine prettige gebeurtenissen (*daily uplifts*). Voorbeelden van het laatste zijn het alledaagse genot van een kopje koffie, een compliment, een huisdier dat 's ochtends zijn aanhankelijkheid toont of bezoek van de kinderen. Bij dagelijkse ergernissen kun je denken aan het iemand er steeds aan moeten herinneren dat je bij de achternaam of juist de voornaam genoemd wil worden, moeten wachten op hulp voor de toiletgang, een haastige bejegening en steeds met andere teamleden te maken krijgen. Uit onderzoek blijkt dat hoe ouder en hoe afhankelijker je bent, hoe zwaarder het effect van die kleine lotgevallen is op het welbevinden in het hier en nu. Houd dus rekening met individuele voorkeuren (preferenties) en probeer frustraties of ergernissen te voorkomen.

Een buitencategorie van levensgebeurtenissen zijn psychotraumatische ervaringen. Denk aan een overweldigende confrontatie met dood en lijden, misbruik en mishandeling of oorlogservaringen. Mensen met een psychotrauma blijken drie tot vier maal zo vaak een psychische stoornis te hebben. Een psychotrauma kan je voor het leven tekenen. Het trauma zelf kan worden behandeld, maar bij dementie ontbreken daarvoor soms de cognitieve vaardigheden. Dan is de vraag welke prikkels en omstandigheden de traumatische ervaring activeren. Is dat te voorkomen? Het kan dan om van alles gaan, zoals benauwdheid, schrikreacties, pijn, controleverlies, harde geluiden en stevig vastgepakt worden.

4.5 Introductie ijsbergmodel XXL

Interventies die passen bij het onderwerp geschiedenis zijn reminiscentie (ophalen van herinneringen met een positieve betekenis) en life review (het opmaken van de levensbalans, van zowel de positieve als de pijnlijker elementen).

Eenpersoonsafdeling

Ze was net vijftig toen de eerste signalen zich aandienden. Ze bleek zelfs niet meer te handhaven in een woongroep voor jonge mensen met dementie. Laat nu net in die periode het aantal bedden in de psychiatrie sterk verminderd zijn, waardoor in het naburige psychiatrisch ziekenhuis een hele afdeling leeg kwam te staan. Op deze afdeling verbleef zij dan overdag, één kleine en bedrijvige vrouw met een-op-eenbegeleiding; het was vreemd om te zien. Maar zijzelf vond van niet, en ze kwam zelfs tot rust en volgde compleet haar eigen ritme.

4.5.3   GRENZEN

Hoe je het ook wendt of keert: er zijn en blijven grenzen. In de zorg, aan de begeleiding en aan wat je hier en nu kunt doen aan een gedragsprobleem. Dergelijke limieten verschillen tussen afdelingen, organisaties en regio's. Zo zijn er gebieden in Nederland waar bijna alle voorzieningen geënt zijn op een (bepaalde opvatting over) kleinschalig wonen; soms letterlijk een kleine ruimte, met zes of acht bewoners aan één tafel en met één begeleider. Er zijn een paar kwesties die dan aandacht nodig hebben. Kun je af en toe ergens gaan zitten, of moet je de hele dag door aan dezelfde tafel blijven? Zijn er meer stoelen dan mensen? En ook meer tafels (liever ook kleinere) om te gaan zitten? Is de ruimte rustig, of wordt die ook bezet door bezoek? Kun je je veilig voelen, en heb je rugdekking als je zit? Een kleinschalige woonvoorziening is kwetsbaarder en meer beperkt als iemand meer reuring, meer ruimte en een intensievere begeleiding van soms meer dan een of twee begeleiders behoeft. Als teamleden meer na elkaar dan met elkaar werken, beperkt dat de mogelijkheden tot onderlinge bespreking en afstemming van de manier van begeleiden. Zijn disciplines en arts in staat tot tijdige en intensieve bemoeienis, en krijg je daarvoor het team makkelijk bij elkaar?

Sommige grenzen kunnen worden opgerekt. Het is nodig dat het management een oogje in het zeil houdt en meedenkt bij gedragsproblemen. In het geval van oncontroleerbaar agressief gedrag van cliënten (of familieleden) kan een beveiligingsbeambte worden ingeschakeld of op bepaalde dagdelen (tijdelijk) een extra dienst ingezet. De lijnfunctionaris is gemandateerd om in dat geval de middelen in te zetten die nodig zijn. Soms kunnen een of meer bewoners overdag elders dagbesteding krijgen, zodat er lucht in de groep komt; ook kan familie met eigen middelen extra begeleiding of dagbesteding inkopen.

Binnen het team kunnen afspraken worden gemaakt om met andere begeleiding van deze persoon meer kans van slagen te hebben. Naast een geschreven plan kan een korte instructievideo worden gemaakt. Geregeld zal er, in teamverband, een update plaatsvinden over de aanpak. Je moet een wiel niet pas gaan smeren als het piept. De begeleiding kan gerichter worden uitgevoerd door voor elke dienst één persoon de afspraken vooraf te laten doornemen en die zelf in haar dienst uit te voeren, als belangrijkste drager ervan. Zij is dan het aanspreekpunt voor de cliënt. Bij vragen of onzekerheden kan op haar signalering een korte teambespreking worden gehouden, waarin collega's met haar meedenken en afspraken voor deze dienst worden gemaakt. Zo'n kort overleg heet een *huddle*, en die lijkt op de time-out die bij sommige teamsporten is toegestaan om zo nodig een strategieverandering te bespreken.

Als het ene teamlid een bepaalde aanpak wel voor elkaar krijgt en de ander (nog) niet, helpt het als de laatste het van de eerste kan afkijken. Dat kan tijdens de begeleiding zelf, of via beeldopnames die dan later worden besproken (beeldcoaching). Dan zie je allerlei aanknopingspunten die je in de drukte van het moment ontgaan. Als het team stuit op de grenzen van de eigen deskundigheid, kan tijdelijk of blijvend een lid met extra kwalificaties worden ingevoegd of externe scholing of inzet van expertise worden gevraagd.

Niet alle beperkingen en grenzen zijn hier genoemd. Waar het om gaat, is dat zorgverleners en behandelaars bij het bespreken van gedragsproblemen geneigd zijn uit te gaan van bestaande grenzen. Als je er daarmee niet uitkomt, zul je moeten kijken waar de grenzen verlegd kunnen worden. Veel grenzen zijn onzichtbaar, of anders gezegd: we nemen ze aan als een gegeven en we zijn ons er minder van bewust. Zo zul je merken dat het soms na overplaatsing naar een vergelijkbare afdeling plots anders met iemand gaat, zonder dat je daar een vinger achter weet te krijgen.

Het laatste hemd heeft geen zakken

Mevrouw Scholten is een excentrieke en ook geregeld hooghartige dame. Vroeger kon ze goed haar eigen boontjes doppen, en met haar grote familievermogen huurde ze in wat ze nodig had. Maar nu is ze zorgafhankelijk en is de oude villa ingewisseld voor een kamertje in het verpleeghuis. Ze kan moeilijk met anderen overweg en reageert gemeen als iemand haar tegenspreekt of niet doet wat zij wil. Zo vereenzaamt ze geleidelijk aan. In overleg met de bewindvoerder wordt uit haar eigen middelen particuliere dagbesteding ingeschakeld. Een ervaren begeleidster komt driemaal per week een heel dagdeel. Afhankelijk van haar wens zitten ze bij elkaar, maken ze een uitstapje of pakken ze een terrasje. Dat maakt het verschil: ze wordt toegankelijker, en ook het verblijf in de groep loopt vanaf dan soepeler.

Vele handen geven vertrouwen

Hij is klein en gedrongen gebouwd. Maar schijn bedriegt: hij heeft armen als boomstammen, en zijn polsen zijn ruim tweemaal zo dik als die van de zorgverlener. Bij meneer Boltini is de zorg onvoldoende veilig te geven. Bij een kleine prikkel, of schijnbaar spontaan, kan hij een klap uitdelen waarvan een begeleider levenslang gevolgen zou kunnen ondervinden, zoals whiplash, een gebroken kaak of langdurige stressklachten.

Heel anders is het probleem van mevrouw Leeflang, die bij het uitkleden en het wassen in paniek raakt. Eerst weert ze de begeleider af, dan gaat ze schreeuwen en uiteindelijk gilt ze in paniek of gaat krabben. In par. 5.1 is te lezen hoe bij beiden tot een passende aanpak wordt gekomen.

4.5.4 GETIJDEN

Als mens word je beïnvloed door je context: het tijdstip van de dag en het ritme erin, en contacten en patronen in de omgeving. Je bent als een ijsberg die met de getijden meebeweegt. Daaraan zitten verschillende kanten.

Het gaat onder meer om ritmes, zoals van de dag en de week. Overdag wisselen tijden van bedrijvigheid zich af met die van relatieve rust. Passen die bij wat deze persoon aankan en nodig heeft. Wordt zij of hij voldoende uitgedaagd? Of juist overvraagd? Soms zie je dat iemand niet tot de broodnodige rust kan komen. Lukt het dan nog om een middagslaapje in te slijpen? Door het steeds aan te bieden, en er geen punt van te maken als de persoon uit bed komt? Om het even later opnieuw te proberen?

Mensen met dementie vertonen meer dan op ander dagdelen in de latere middag onrustig gedrag. Denk daarbij aan het model van verlaagde drempelwaarden: de algehele draagkracht is zo gering, dat wanneer er in de middag vermoeidheid optreedt, de persoon ontregeld raakt. Soms moet je dan vóór de ontregeling insteken. Wat komt er 's ochtends op iemand af? Wat is de lichamelijke en sociale belasting, en hoe kun je daarbij ondersteuning geven? Wat kun je hem of haar aan prikkels besparen? Hoe zit het met familiebezoek (ook van andere bewoners), en wat brengt dat met zich mee?

Er zijn proeven gedaan met verandering van het instellingsritme, zoals door de dag 'op te knippen' in een vroeg en avonddeel, en in de vroege middag minimale activiteit te ontplooien. De bewoners worden dan gestimuleerd om rust te nemen, een soort siësta te houden in het Hollandse verpleeghuis. Daarvan is niet aangetoond dat dit gemiddeld genomen positief uitpakt voor gedrag en stemming van bewoners. Maar het gaat hier om gemiddelden; voor individuele personen kan het effect van een ander ritme en bijvoorbeeld een dutje beslist positief zijn.

Het een roept het ander op, en in de groep beïnvloed je elkaar. Blijf je als begeleider zelf staan of lopen, dan kunnen bewoners mogelijk moeilijker rust vinden dan wanneer je erbij gaat zitten. Zien lopen doet lopen. Een onrustig iemand van een afstandje herhaaldelijk tot kalmte proberen te bewegen, heeft eerder een averechts effect. Bewoners die onrustig worden kun je proberen af te leiden met een activiteit, individueel of binnen de groep. Je kunt met ze praten over een favoriet onderwerp, hun mooiste herinneringen of zaken waar zij trots op zijn. Ook kun je hen proberen te troosten en positieve boodschappen uitzenden.

Als iemand toch onrustig blijft, kan de aandacht worden gericht op degenen die nog wel kalm zijn. Hun kan worden uitgelegd dat hun medebewoner niets aan diens herhaald vragen kan doen; je kunt hun dan een afleidende activiteit aanbieden. Je kunt er, afhankelijk van mens en omstandigheid, ook voor kiezen om de onrustige oudere uit de groep te halen, of juist degenen die nog kalm zijn. Ken je cliënt, ken je groep. Hoe dan ook: het gaat erom dat de wisselwerking in onrust voor even wordt doorbroken.

Modelling (model-leren), ook wel imitatieleren genoemd, kan door de begeleider of zorgverlener bewust worden ingezet, bijvoorbeeld door zelf kalm en vriendelijk te zijn en zo dito gedrag aan de groep over te brengen. Dit leren kan ook in ongunstige zin optreden: bewoners die te maken hebben met gehaast bewegend personeel gaan zelf ook eerder dolen.

Ook tussen cliënten doet goed voorbeeld volgen …

Bij het uitdelen van medicijnen aan tafel begint Vera met de tafelgenoten die ze zonder bezwaar innemen. Zij weet dat mevrouw Karelse alleen dan van het innemen van haar medicijnen geen punt maakt. Vera nodigt voor een bezigheid of uitstapje ook eerst de tafelgenoten uit die graag meegaan. Als zij blij opveren is de kans iets groter dat de anderen ook meegaan. Mevrouw Karelse gaat in dat geval ook mee; immers: als er één schaap over de dam is … Toen Vera in het verleden mevrouw Karelse als eerste vroeg, kwam het voor dat niet alleen zij resoluut weigerde, maar dat ze vervolgens ook haar tafelgenoten overhaalde niet mee te gaan. Ook een slecht voorbeeld doet volgen.

Vera heeft verder gemerkt dat zodra iemand herhalend gedrag vertoont ('Mag ik naar de wc!') en collega's daarover in de huiskamer onderling hun frustraties uitwisselen, dit voor sommige medebewoners net dat zetje is om die onrustige bewoner ongegeneerd te bekritiseren. 'Doe het dan in je broek, trut!' Als Vera iedere aanwezige kalm en geduldig uitlegt wat er aan de hand is, stopt dat gedrag daarmee nog niet, maar wordt het wel beter verdragen.

Tot slot merkt Vera dat de sfeer in de huiskamer als er door personeelsgebrek maar één teamlid aanwezig is óf top óf flop is. Doorslaggevend blijkt wat haar collega's uitstralen: kalmte en rust, of juist spanning en ongenoegen. Als kwetsbare mensen de hele dag door begeleiders met een gejaagde blik zien snelwandelen, is het begrijpelijk dat zij zich ook onveilig gaan voelen en de benen willen nemen.

4.5.5 KLASSIEK CONDITIONEREN

Voor conditioneren is alleen lagere hersenactiviteit nodig, wat betekent dat deze vorm van leren gebeurt zonder bewuste inspanning. Het gaat om aangeleerd gedrag gestuurd door het limbisch systeem (sturend met basisemoties zoals angst en genot) en de daaronder liggende hersengebieden. Klassiek conditioneren is voor het eerst beschreven door de Russische fysioloog Ivan Pavlov (zie ook par. 2.2.2) in zijn experimenten met honden die hadden geleerd al door het geluid van een bel te gaan kwijlen, of ze daarna nu te eten kregen of niet. Van de hond naar de mens is een kleine sprong. Laten we een voorbeeld uit de zorg bekijken. Als elke voor het middageten de tafel wordt gedekt, kan er een leereffect optreden ('Ik blijf nu zitten') als kort daarna telkens de maaltijd wordt opgediend. Dit effect kan verloren gaan als de tijd tussen tafeldekken en serveren te lang wordt. Het zien van borden en eetgerei geeft de hongerprikkel en andere prikkels tot eetlust, al heeft iemand net een hele maaltijd verorberd. Ook hier is het lagere brein dominant: de waargenomen prikkel – de gedekte tafel – blijft leiden tot een reactie: willen eten. Het frontale brein komt niet meer tussenbeide. Dat hersendeel zou je kunnen vertellen dat je net gegeten hebt en dat je voldaan bent, maar dat gebeurt dus niet meer. Alleen de lagere hersengebieden functioneren nog. Het is dus niet per se zo dat iemand 'onverzadigbaar is' of 'altijd wil eten', maar de impuls als gevolg van de prikkel wordt door hoger gelegen hersendelen niet meer geremd. Het kan overigens ook zijn dat de prikkel van verzadiging te vroeg komt, bijvoorbeeld al bij het zien van eten. Soms helpt het dan om alles af te ruimen, en later als er geen signalen van de maaltijd meer zijn, een nieuwe prikkel op een andere manier in te zetten, bijvoorbeeld een ijsje, snack of een stuk fruit in de hand geven.

De timing tussen ongeconditioneerde en geconditioneerde prikkel is belangrijk (het principe van contiguïteit – zie kader Begrippen bij klassieke conditionering). Vaak is een halve seconde optimaal, maar er zijn uitzonderingen, zoals bij het ontstaan van smaakaversie. Ook als iemand lang na een maaltijd misselijk wordt (bijvoorbeeld door medicijnen), bestaat het risico dat het toen gegeten voedsel wordt geassocieerd met de misselijkheid. De weerzin tegen het voedsel is dan de geconditioneerde reactie. Mensen die vaak naar het ziekenhuis moeten voor chemotherapie, worden uren na hun behandeling misselijk en op andere manieren fysiek onwel. Daarna worden ze vaak al misselijk bij de eerste stappen naar of in het ziekenhuis, zelfs als ze er voor iets anders dan een chemokuur moeten zijn. De chemokuur is de ongeconditioneerde reactie, de weerzin die optreedt bij het waarnemen van het ziekenhuis of de lucht daarvan is de geconditioneerde reactie.

Menig klassiek geconditioneerd gedrag kan onterecht als intentioneel gedrag worden opgevat. 'Ze wéét wat ze doet.' 'Ze moet zich beheersen en zich niet zo aanstellen.' Dit zet de deur open voor disfunctionele gedachten, etikettering en onvruchtbare interventies, zoals correctie van het probleemgedrag.

Begrippen bij klassieke conditionering

- *Ongeconditioneerde Stimulus* = een prikkel die spontaan een respons uitlokt (*hete vloer* → optillen voet, *zien voedsel* → speekselvloed).

- *Ongeconditioneerde Respons* = gedrag dat spontaan door een stimulus wordt opgeroepen (ledemaat wegtrekken bij pijn, speekselvloed bij zien + in mond hebben van voedsel).

- *Conditionerende Stimulus* = een nieuwe stimulus (muziek) wordt tegelijk gegeven met de oude stimulus (hete vloer).

- *Geconditioneerde connectie* = een stimulus-responsverbinding is gemaakt door de nieuwe stimulus aan de oude respons te koppelen (horen van de muziek is voldoende om het been weg te trekken).

- *Deconditioneren* = een eerder aangeleerde reactie afleren (uitdoven) door de geconditioneerde stimulus herhaaldelijk/langdurig aan te bieden zonder de ongeconditioneerde stimulus (de muziek is langdurig te horen zonder een hete prikkel).

- *Contiguïteit* = nabijheid in de tijd van de geconditioneerde en de ongeconditioneerde stimulus. Vaak geldt dat hoe dichter deze bij elkaar liggen in de tijd, hoe sterker/eerder de connectie tot stand komt. Een halve seconde lijkt optimaal, maar er zijn uitzonderingen.

- *Stimulusgeneralisatie* = bij een bestaande koppeling tussen een geconditioneerde stimulus en het gedrag, ontstaat het gedrag ook als reactie op andere stimuli met een of enkele vergelijkbare kenmerken. Iemand die angst heeft voor muizen, kan dat ook krijgen voor dieren die daarop lijken, zoals hamsters en marmotten.

- *Stimulusdiscriminatie* = de aangeleerde reactie wordt via leerprocedures beperkt tot een specifiekere groep stimuli dan aanvankelijk. Dit gebeurt door gebruik te maken van uitdoven bij een bepaalde reeks stimuli, vaak gefaseerd in de sterkte of vorm van de prikkel, en door alleen bij bepaalde stimuli een beloning te laten volgen.

- *Uitdoven* = het geleidelijk afnemen van gedrag dat niet meer wordt beloond.

- *Partiële of intermitterende bekrachtiging* = het gewenste gedrag wordt niet altijd beloond, maar soms wel en soms niet. Dit wordt gedaan om gewenning te voorkomen. Altijd belonen neemt de prikkel soms weg, in die zin dat de beloningswaarde ervan vervaagt.

4.5 Introductie ijsbergmodel XXL

4.5.6   OPERANT LEREN

Bij operant leren gaat het niet om reflexmatig of louter uitgelokt gedrag, maar om gedrag dat wordt aan- of afgeleerd door de gevolgen ervan. Dit doet een beroep op hersengebieden en zenuwkernen die in de motorische hersenschors en onder de grote hersenen liggen (het striatum). Deze laatste, diep gelegen hersengebieden regelen het opstarten, doseren (versterken, bijsturen) en het afremmen van de *motorische* activiteit, waarvan de aansturing vanuit de cortex en het limbisch systeem komt.

Er zijn vier soorten gevolgen waardoor iemand operant leert: twee soorten bekrachtiging en twee typen straf:

- *positieve bekrachtiging*: het aanbieden van een positief gevolg op gedrag (bijvoorbeeld warme chocomel met slagroom aanbieden, gesprek over koetjes en kalfjes houden);
- *negatieve bekrachtiging*: het achterwege laten van of ophouden met een negatief gevolg (bijvoorbeeld een voor de cliënt belastend beroep op zelfredzaamheid staken);
- *positieve straf*: het aanbieden van een negatieve prikkel op bepaald cliëntgedrag (in de groep luid corrigeren voor roepgedrag);
- *negatieve straf*: het achterwege laten van een positieve prikkel op gedrag (een beloofde bezigheid niet laten doorgaan bij bepaald ongewenst gedrag).

De Engelse onderzoeker Edmund Rolls koppelt menselijke emoties aan dit rijtje. Positieve bekrachtigers zijn verbonden met blijdschap, negatieve bekrachtigers met opluchting. Positieve straf is verbonden met vrees, en negatieve straf verstoort eerder de relatie en leidt tot frustratie en woede. In een begeleidingsprogramma gericht op welbevinden komt dan ook de nadruk te liggen op positieve en negatieve bekrachtigers, en zeker niet op straf.

Bij een inconsequent toegepast begeleidingsprogramma komt het tot wisselende bekrachtiging, waardoor onvoorspelbaarheid maar ook probleemgedrag in stand wordt gehouden. Een of enkele teamleden kunnen daarmee de door collega's bereikte resultaten laten verwateren. Door de benaderingswijze consequent uit te voeren wordt de omgeving voorspelbaarder en 'veiliger'.

4.5.7   GESTELDHEID: LICHAMELIJKE SITUATIE

Het brein is een ingewikkeld en teer weefsel, dat een leven lang acute en sluipende 'aanslagen' te verduren krijgt. Denk aan kleine en grotere klappen op het hoofd; veranderende suikerspiegels (vooral hypoglykemie oftewel een te lage suikerspiegel is slecht); medicijnverslaving en middelenmisbruik; vaat-, hart- en longproblemen (zuurstofvoorziening); en gebrek aan slaap en rust (ploegendienst). De effecten van deze aanslagen hoeven niet direct merkbaar en niet acuut te zijn. Maar ze zijn er wel, en soms openbaren ze zich pas als het brein veroudert en zijn reserves verliest, bij vermoeidheid of na een andere aanslag op het brein, zoals een volledige narcose.

Zoals de hersenen verliezen ook andere lichamelijke systemen en organen geleidelijk aan reserves, op uiteenlopend vlak. Iemands balans op uiteenlopend gebied kan ook dan nog lang intact blijven en stabiel lijken. Bij een ziekte kan de balans dan plots onverwacht sterk verstoord raken. Een ziekte kan op andere lichamelijke vlakken plots problemen geven, afhankelijk van waar de reserves het laagst zijn. Een blaasontsteking zorgt dan bijvoorbeeld voor een ontregeling van het brein. De eenvormigheid van symptomen bij een lichamelijke aandoening vermindert. Er zijn soms negatieve gevolgen van een knelpunt in een heel ander scala of in een veelheid van symptomen; soms vertoont iemand symptomen die bij een gezonde volwassene anders zouden zijn, of er ontbreken symptomen bij een aandoening (iemand krijgt bijvoorbeeld geen pijnklachten). Dit laatste is dan niet positief te noemen, in die zin dat dit signaal bij een verder goed functionerend lichaam wel afgegeven zou worden en de aandoening of ontregeling nu misschien onopgemerkt blijft. Verder herstellen jongeren doorgaans sneller en vollediger van een ziekte dan een heel kwetsbare persoon.

Mensen met dementie reageren verschillend op pijn: de een blijft stil zitten, de ander wordt kribbig, een derde blijft in beweging en kan niet tot rust komen. Niet alleen pijn, maar ook andere sensaties worden bij dementie niet of minder snel duidelijk aangegeven; denk aan zwakte en vermoeidheid, sufheid, malaise, duizeligheid, te koud of te warm hebben, comfort en nare ervaringen door contracturen. Daarom is het nodig om aandachtig te observeren, te inventariseren en te interpreteren. Bij twijfel wordt algeheel screenend onderzoek uitgevoerd, en waar van toepassing worden kwetsbaarheden bij de cliënt gecompenseerd of omzeild, en omgevingsinvloeden geoptimaliseerd (zoals zorgen voor minder ongewenste prikkels in de loop van de dag).

Ervaren handen

'Het is een koude ochtend, ik loop coschap in een verpleeghuis. Mevrouw A heeft een vergevorderd stadium van alzheimer, waardoor normale communicatie niet meer mogelijk is. Ze is uit bed gevallen en ik onderzoek haar heup. Iedere beweging lijkt pijn te doen, ze begint zelfs een beetje te huilen. Ik vraag de specialist ouderengeneeskunde erbij en ook hij hoeft haar maar aan te raken of ze gilt het uit.

Hij lijkt klaar en wast zijn handen onder de warme kraan. Vreemd genoeg herhaalt hij daarna het onderzoek en nog vreemder: nu heeft ze nergens last van.

4.5 Introductie ijsbergmodel XXL

Ik kijk hem vragend aan, hij zegt: "Die heup is niet gebroken, ze kan niet tegen koude handen."'
Hector de Beaufort, 'Ikje' in *NRC Handelsblad*, 5 april 2014.

4.5.8 PSYCHOFARMACA

Ruim twee derde van de mensen met dementie in verpleeghuizen gebruikt psychofarmaca, oftewel middelen met invloed op de psyche, de stemming of het doen en laten. Bij meer dan tachtig procent gebeurt dat op aandringen van de zorg, in de andere gevallen vraagt de familie erom. Artsen geven deze middelen liever niet, maar er wordt op hen wel druk uitgeoefend om ze te geven.

Maar allereerst zal een arts fysieke oorzaken uitsluiten. Achter problematisch gedrag van mensen met een verstandelijke handicap of hersenproblemen schuilt niet zelden een lichamelijke stoornis. Denk aan gehoorverlies, obstipatie, een blaasontsteking of iets dergelijks. Voorbijgaan aan dat lichamelijke knelpunt en dempende medicijnen geven is dan erger dan een gemiste kans. De arts wil dat voorkomen door lichamelijke problemen uit te sluiten. Bij ouderen, en vooral degenen met hersenproblemen, kunnen de symptomen van (ook lichamelijke) ziekte meer uiteenlopen en daardoor eerder over het hoofd worden gezien.

In een onderzoek van Husebo en anderen werd bij ouderen met dementie en onrustig gedrag ('matige agitatie') het antipsychoticum Haldol vervangen door pijnstilling. Hun stemming verbeterde, en ze namen vaker deel aan sociale activiteiten. De pijnstilling ging volgens protocol: van paracetamol naar morfine, transdermale toediening van buprenorfine en ten slotte pregabaline. De controlegroep kreeg behandeling en zorg als voorheen. Het probleemgedrag van de behandelingsgroep was 17 % minder dan van de controlegroep. Na het stoppen van de pijnbestrijding nam het probleemgedrag weer toe. Pijn wordt bij mensen met dementie vaak over het hoofd gezien (in ongeveer twee van de drie gevallen als het gaat om mensen in een verpleeghuis), en als dat niet gebeurt onderschat en niet voldoende behandeld, zoals met pijnmedicatie in een te lage dosering.

Pillen: geen vervanging voor goede zorg

Bekende Nederlandse arts-onderzoekers als Sytse Zuidema en Raymond Koopmans wijzen op onderzoek dat laat zien dat de draagkracht en kwaliteit van een afdelingsteam in zorginstellingen invloed heeft op het voorschrijfbeleid van medicatie. Zo worden minder vaak antidepressiva voorgeschreven wanneer er meer personeel op de werkvloer aanwezig is en vaker dempende medicijnen (hypnotica) als er meer bewoners per huiskamer verblijven.

Het kenniscentrum voor langdurende zorg Vilans bereikte met een project in dertig verpleeghuizen dat het onhandelbare gedrag van ouderen met dementie afnam, in een mate variërend van 25 tot 60 %. Er werd gekeken naar hun gedragsproblemen en van daaruit gezocht naar concrete oplossingen en afspraken. Ook de angstsymptomen bleken af te nemen bij de bewoners.

Baat het niet, dan schaadt het mogelijk wel

Een andere arts-onderzoeker, Martin Smalbrugge, vat uiteenlopend onderzoek zo samen: 'de bijwerkingen van psychofarmaca zijn aanzienlijk, terwijl de aangetoonde effecten niet groot zijn' (persoonlijke mededeling). Het is nodig om steeds na verloop van tijd te bezien of de medicijnen verminderd of gestopt kunnen worden. Het probleemgedrag hoeft dan niet terug te komen, want door toenemende dementie kan ook het eerdere probleemgedrag verdwijnen. Ook kunnen de omstandigheden die het gedrag in stand hielden veranderd zijn.

Soms hoognodig …

Er zijn en blijven situaties waarin het gebruik van gedragsbeïnvloedende medicatie hoognodig is. Dit kan het geval zijn voor een cliënt die ondanks psychosociale interventies doodongelukkig blijft, of bij iemand met hersenproblemen, die epileptische aanvallen krijgt, bij het minste geringste overprikkeld raakt en dan uitvalt. Een andere indicatie heeft een persoon die ondanks alle inspanningen door haar omgeving gespannen blijft. Medicatie is ook aangewezen als iemand zelf of anderen ontoelaatbaar gevaar blijven lopen. In die omstandigheden is het goed om te blijven beseffen dat de gebruikte middelen niet zonder risico zijn en dat het nodig blijft om de omgang en de omgeving kritisch te volgen en waar mogelijk te optimaliseren.

4.5.9   GROEPS-COM

In onze gezondheidszorg zijn we wel erg gefixeerd op het individu, terwijl onze bewoners veelal in kleine of grotere groepen samenleven. De manier waarop je als begeleider met een groep omgaat, is niet de optelsom van alle individuele begeleidingsplannen. Interventies gericht op de directe omgeving en wisselwerkingen komen aan bod in het groepsplan (Groeps-COM) van aandachtspunten en interventies, gericht op deze groep cliënten gezamenlijk. In par. 5.6 lees je meer daarover.

4.5.10 GEVOELENS EN GEDACHTEN

We komen nu op volgende onderwaterlagen van de ijsberg, dichter naar de oppervlakte en daarmee bewuster.

Bij gevoelens kun je denken aan emotionele toestanden als blij, bang, boos en bedroefd. Maar ook aan andere vaardigheden van het emotionele brein, zoals de niet-doordachte, onmiddellijke gevoel dat het bij anderen of in een groep 'niet pluis' is.

Bij gedachten gaat het om hogere cognitieve processen, zoals redeneren, aannames doen, conclusies trekken en herinneringen ophalen.

Tussen deze twee lagen bestaat een wisselwerking: als je door geheugenverlies de overbuurman of zorgverlener niet kunt leren kennen, kan die zelfs na vele contacten nog vreemd en ongewoon op je overkomen. Hetzelfde geldt voor de leefomgeving: als je het beeld daarvan niet kunt vasthouden, blijft ze vreemd. En een altijd al bekende leefomgeving wordt door geheugenverlies uiteindelijk ook vreemd.

Het vertrouwde wordt onvertrouwd

In de bekende roman *Hersenschimmen* van Bernlef meent de hoofdpersoon Maarten dat zijn vrouw Vera de meubels steeds stiekem verschoven heeft. Maar Vera is natuurlijk niet de kamer permanent aan het herinrichten. Maarten komt tot die conclusie omdat hij door zijn dementie het vertrouwde beeld van hun huiskamer niet meer kan vasthouden.

Onoplosbaar leed

Wat zijn mogelijke interventies bij onoplosbare negatieve gevoelens als rouw, onduidelijke angsten of verdriet of boosheid? Gevoelens kan iemand niet op commando wijzigen. Gevoelens zijn niet waar of onwaar, ze *zijn* er. We kunnen hoogstens afleiding zoeken. Bij gevoelens die bij de situatie passen, zoals verdriet na het verlies van een dierbare (rouw), is het nodig en goed er zo nu en dan bij stil te staan en aandacht te schenken aan de gevoelens en ermee verbonden ervaringen. Troost bieden en erkenning geven zijn dan voor de hand liggende interventies. Je kunt de emotie als 'onoplosbaar' zien in die zin dat er geen instant oplossing voor is; iemand zal het verlies een plek moeten geven, na vele ups en vooral downs: verwerken is hard werken. Een sjabloon voor de dagelijkse begeleiding kan dan 'ELSA' zijn:

- E Erken de emotie: 'U bent boos/angstig/bedroefd! Wat naar, vertel er eens iets meer over!'.
- L Luister: laat de ander zijn gevoel ventileren; onderhoud het contact door aandachtig te luisteren en af en toe heel kort iets te zeggen als: 'Echt waar? Zo! Dat is helder!'.

- S Samenvatten: je zegt iets kernachtigs over wat er net is verteld: 'Het steekt u vooral dat ... U zegt me dat ...' 'Het ergste voor u is dat ...'.
- Bij een onophoudelijke stroom van klachten of ongenoegen kun je hem/haar onderbreken en iets zeggen als: 'O wacht, ik wil even nagaan of ik dit goed snap. U zegt me net dat ...'.
- A staat voor Afronding/Advies/Actie.
- Voorbeelden zijn: 'U bent enorm bedroefd over ...' 'Ik ga nu weg en kom zo bij u terug met ...' 'Kom we laten dit voor nu zo, en ik ga voor ons allebei wat te drinken halen.' 'Ik ga nadenken over wat u net zei en kom er vanavond op terug.' 'U hebt veel oud zeer over wat er vroeger is gebeurd. Laten we nu even de koeien op stal zetten.'

Interventies gericht op de beleving (denken en voelen) bij de persoon met dementie

- Zintuigactivering of snoezelen

  Hierbij staat de onmiddellijke ervaring centraal, en het doel is ontspanning of inspanning door onmiddellijk iets te voelen, ruiken, proeven, zien of horen. Het gaat niet om een trainingseffect, niet om het benoemen of iets maken.

  Wat te doen bij iemand die psychisch zoveel heeft ingeleverd dat elke betekenis van wat dan ook aan hem/haar voorbij lijkt te gaan? Als wat om hem/haar heen gebeurt niet meer wordt begrepen, eenvoudige voorwerpen niet meer worden herkend en familie geen vertrouwdheid meer oproept? Als hij/zij 'dwars door je heen kijkt'? Veel mensen kunnen zich ook in zo'n toestand nog ontspannen of zelfs aandacht opbrengen voor selectief aangeboden zintuiglijke prikkels, namelijk als die worden aangeboden in een rustige omgeving en kalme sfeer.

  Bij deze benaderingswijze via het horen, zien, voelen, proeven of ruiken worden bewust zintuiglijke ervaringen (prikkels) aangeboden die aangenaam zijn, nieuwsgierig maken en/of uitlokken tot reactie of ontspanning.

  Verwant, maar meer specifiek, zijn aromatherapie en voetzoolreflexmassage. Deze vallen in de categorie 'complementaire zorg'. Er bestaat weliswaar geen hard wetenschappelijk bewijs voor de werking hiervan, maar sommige bewoners voelen zich er prettig bij. En goed is, wat werkt.

- Belevingsgerichte benadering

  Onder de noemer 'belevingsgerichte benadering' vallen uiteenlopende benaderingswijzen. Gemeenschappelijk is het willen aansluiten op wat er in de cliënt omgaat. De al eerder genoemde reminiscentie is er een vorm van, maar ook validation en warme zorg.

  - *Validation* is in de jaren zestig van de vorige eeuw bedacht door groepswerkster Naomi Feil. Valideren betekent waarderen, bevestigen, bekrachtigen. Centrale gedachte hierbij is dat alle gedrag en elke uitlating van iemand met dementie betekenis heeft, hoe schijnbaar verward ook. In plaats van het verwarde gedrag of verwarde uitspraken te toetsen op hun realiteitswaarde, kun je beter *aanvoelen* wat iemand bedoelt en beweegt, en laten merken dat deze gevoelens en gedachten er mogen zijn. Valideren betekent *niet* simpelweg meepraten, of iemand maar gelijk geven in de hoop van de vragen af te zijn. Een reactie als: 'Mevrouw Budden, uw kinderen zijn volwassen en wonen in Australië', is volgens deze benadering niet passend. Afhankelijk van de situatie en wat mevrouw Budden beweegt, kunnen andere, validerende, reacties gepast zijn:

— 'U geeft heel veel om uw kinderen, niet?'
— 'Ik weet toch dat u een geweldige moeder was!'
— 'Wat gaf u uw kinderen als ze uit school kwamen? Wat vonden ze het lekkerst? En wat deed u met hen? Ze zijn er nu niet, maar wilt u dit nu eens voor mij doen? Dat zou ik zo fijn vinden!'
— 'U bent heel bezorgd, merk ik. Was u wel eens nog bezorgder? En hoe liep dat toen af? Wanneer voelde u zich juist rustig?'
— 'Wat deed u vroeger om tot rust te komen? … Laten we dat nu dan proberen!'

Welke reactie bij de beleving van de persoon met dementie aansluit, is vooraf vaak niet in te schatten. Het effect is sturend voor het vervolg. Wat geeft ze aan? Waaraan heeft ze behoefte? In deze benadering ontwijk je consequent het bewuste redeneren en richt je je meer op de emotionele onderlaag, die bij deze persoon wellicht beter bereikbaar is.

— De begeleiding wordt bij *warme zorg* gekenmerkt door een intuïtieve, zorgzame en moederlijke bejegening en door nabijheid en beschikbaarheid. Zo kan iemand zich aan de begeleider hechten en zich geborgen en veilig voelen. Medewerkers dragen geen uniform en doen met de ander huiselijke bezigheden, bijvoorbeeld strijken, bakken, opruimen in de huiskamer, afwassen of de was vouwen.

— *Reminiscentie* is gericht op herinneringen uit iemands verleden en wat daarin voor deze persoon belangrijk is en waarover hij of zij wil vertellen. Je helpt met korte, positieve reacties iemand in diens verhaal te komen en te blijven. Reminisceren kan ook tijdens dagelijkse activiteiten, zoals onder het koken en eten ('Hoe maakte u zo'n varkenslapje klaar?'). Het kan ook terloops tijdens de zorg of een activiteit. Het kunnen ook 'kleine' onderwerpen zijn, zoals lievelingseten, standaardgrapjes, favoriete kleding, eigen prestaties, familiefoto's en -namen. Oude tv-programma's en documentaires zijn geschikt om sfeerbeelden van vroeger op te roepen, of kopieën van oude kranten, oude liedjes of bekende versjes, huishoudelijke spullen van toen of belangrijke persoonlijke voorwerpen.

Levensboeken zijn nuttig om herinneringen op te halen. Een *levensboek* is een plakboek met foto's, brieven en andere aandenkens, met daarbij korte teksten over wat er te zien is. Familie kan meehelpen bij het maken van het boek.

In het levensboek staan vooral die periodes en onderwerpen die de bewoner aanspreken. Ook na de opname in het verpleeghuis gaat iemands leven natuurlijk door en worden prettige momenten beleefd. Van gezamenlijke gebeurtenissen en prettige momenten kunnen foto's worden gemaakt en met daarbij passende anekdotes in het boek worden opgenomen.

- Opvoeren van positieve bekrachtigingen
  Een variant van warme zorg, in andere bewoordingen en op grond van een andere (gedrags)theorie, is het 'opvoeren van positieve bekrachtigingen'. Voor de cliënt worden extra interventies ingezet die (naar verwachting) positief aanvoelen. Denk aan 'verwenweken', het opvoeren van plezierige ervaringen via de Plezierige-Activiteiten-Methode (PAM), geregelde complimenten, snoezelen, recreatieve activiteiten, aromatherapie.
- Herinneringsactivering
  Bij herinneringsactivering gaat het om het actief en 'levendig' houden van feitelijke herinneringen aan persoonlijke levensgebeurtenissen. Dat kan door in een levensboek allerlei belangrijke feiten rondom iemands leven te inventariseren, liefst in combinatie met bekende foto's en ander materiaal. Bij herinneringsactivering gaat het dan meer om de feiten rondom de levensloop, om daar houvast in te vinden. Het kan ook door onpersoonlijke, algemene wetenswaardigheden van vroeger door te nemen (schoolkennis). Voorwaarde is dat iemand daarvoor ook belangstelling heeft. De inhoud van wat je aanreikt, moet afgestemd zijn op iemands leven. Zoals bij meneer Van Velden: 'Wat kostte in 1950 een zak cement?' 'Wat waren de concurrenten van de uw aardewerkfabriek?' 'Wat was het maandsalaris van een arbeider?' 'Hoeveel kostte een brood?' Aandacht voor die 'onpersoonlijke', maatschappelijke, politieke feiten wordt soms minder belangrijk gevonden, maar bij geheugenverlies blijft dit soort informatie soms nog lang oproepbaar! In dat geval is hierover praten geruststellend: 'Dit gaat over iets wat ik nog weet!' Hij wordt immers al de hele dag door geconfronteerd met onzekerheden en onvermogen ...
- Informatie als houvast: realiteitsoriëntatie
  Als je verdwaald bent en iemand de weg vraagt, ben je blij met duidelijke aanwijzingen. Je hoeft geen geruststelling of troostende arm om je heen. Je wilt informatie. Dat kan ook gelden voor mensen met beginnende dementie.
  Bij de Realiteits Oriëntatie Benadering (R.O.B., of R.O.) volgt bij elk contact informatie die de ander helpt te begrijpen wie je bent, waar je bent en wat er gaat gebeuren. Bijvoorbeeld: 'Goedemorgen meneer Van Velden, welkom op

de dagbehandeling van Verpleeghuis Thebe in Breda. Ik ben Grietje en werk hier als verzorgende. Ik wil nu voor u … Is dat goed?' De persoon krijgt de hele dag door, bij elk contact, informatie die houvast biedt.

De omgeving wordt 'verrijkt', bijvoorbeeld met bewegwijzering, door gebruik te maken van kleuren, naamplaatjes, symbolen en voorwerpen. Denk verder aan een (analoge, want herkenbare) klok in het blikveld en een bord met daarop de huidige datum en andere informatie; het markeren en inoefenen van de route naar relevante ruimten (naambordje en foto op slaapkamer); en het door begeleiders dragen van een badge met duidelijk leesbare naam. Je zult de ander ook moeten attenderen op deze steunpunten ('Kijk hier staat mijn naam, Inge').

- Socratisch bevragen als begeleidingsstijl

  Wat is mogelijk met rationeel-emotieve therapie (RET) bij mensen met beginnende dementie? Het socratisch bevragen kan onderdeel zijn van de dagelijkse begeleiding. Na een verhuizing kan het zijn dat je iemand er niet van kunt overtuigen dat dat het juiste was. Voor het behoud van vertrouwen kan het raadzaam zijn om de noodzaak daarvan niet aan de cliënt op te dringen. Wel kun je de cliënt erover bevragen, waarbij het soms ook lukken kan om hem/haar er enigszins bewust van te maken. Bijvoorbeeld: 'Waarom bent u hier terechtgekomen? Wat lukte er naar uw idee thuis minder goed? De arts, dokter …, heeft met u gesproken over waarom opname nodig was. Wat heeft hij/zij tegen u gezegd?' Cliënt zegt dit niet meer te weten en na het herhalen van de argumenten daarvoor dat hij/zij het daar helemaal niet mee eens is. 'Oké, ik begrijp dat u dit onzin vindt. We laten dit nu even liggen, ik ga voor u …'. Je gaat de cliënt niet verder bevragen en geen argumenten geven bij al te sterke emoties en/of bij extreme opvattingen of een toestand waarin geen speelruimte zit. Een volgende keer kun je vragenderwijs aankaarten dat er wat meer activiteit nodig is. 'Ik wil nu niet … en daar zult u goede redenen voor hebben. Vertel eens, hoe komt het dat …'.

- Socratisch bevragen in 'verdunde vorm'

  Bij menig bewoner van een gerontopsychiatrische afdeling zijn er gedragsgewoonten waarbij kritische kanttekeningen te plaatsen zijn. Denk aan de man die geregeld stikbenauwd is door COPD, en dan vooral … als hij een sigaret heeft gerookt. Van stoppen wil hij echter niet weten. Of de dame met ernstig overgewicht en pijnlijke gewrichten, die wel op haar autonomie staat, maar soms bijvoorbeeld in een halfuur twee stukken taart naar binnenschuift. Verbieden kan soms niet, als de persoon wilsbekwaam is op dat gebied, en een rechtstreekse confrontatie over het gedrag kan tot een luid weerwoord leiden. Dat kan dan tot gevolg hebben dat het team het onderwerp maar laat rusten, maar dat hoeft niet per se. Je kunt het er ook zo nu en dan voorzichtig over hebben. 'Ik weet dat de diëtiste vorige week bij u langs is geweest en dat u niet van minderen wilde weten. Hebt u nog nagedacht over wat zij heeft gezegd?'

'Ik heb het er zelf moeilijk mee als ik u vuur geef en ik zie u daarna zo benauwd worden. Ik gun u uw sigaret, maar uw wordt er zo benauwd van. Denkt u er nog eens over na wat u hiermee wilt?' Je kunt het ook 'informeren zonder stelling nemen' noemen. 'Ik heb gehoord dat …' 'Toen de arts met u sprak zei hij dat …' In plaats van: 'U mag hier niet …' 'Ik vind het heel naar voor u, maar de arts heeft me opgedragen om …'.

De persoon kan op een neutrale manier geïnformeerd worden over mogelijke gevolgen van diens daden. 'U wilt het aanleggen met Mientje van Koren, dat begrijp ik. Ik zie ook dat uw vrouw elke middag op bezoek komt en lekkers voor u meeneemt. Hebt u een idee hoe zij op een relatie met Mientje zal reageren? Is het dat waard voor u?'.

4.5.11 GEVOELENS EN GEDRAG

Een benadering die zowel ingaat op het (gewenste) gedrag als de onderliggende beleving is de *empathisch-directieve benadering*. Deze wordt vooral gebruikt bij mensen met het Korsakov-syndroom. Het basisidee is: je kunt mensen niet alleen maar zeggen wat ze moeten doen en laten, maar je wilt ook rekening houden met en inspelen op hun persoonlijke belemmeringen en bewegers van gedrag. Denk daarbij aan (faal)angst, onbegrip en oordeelsstoornissen of persoonlijkheids-kwesties als zich snel gekrenkt voelen. Dus: je geeft richting op een manier die bij deze persoon past, waarbij deze zich prettig voelt. Zie voor voorbeelden van empathisch-directieve interventies tab. 4.2.

Definitie: empathisch-directief = empathisch + directief

Empathie = inlevingsvermogen, de kunde of vaardigheid om je in te leven in de situatie en gevoelens van een ander. Het Griekse woord ἐμπάθεια (empatheia) = invoelen. Dit heeft zowel een redenerend als een gevoelsmatig en een gedragsmatig aspect. Als iemand je vertelt dat hij ongeneeslijk ziek is, is het niet empathisch om te gapen of uit het raam te kijken. Maar empathie staat ook niet gelijk aan een warme benadering of persoonlijke vragen stellen. Sommige mensen houden daar juist niet van, en in sommige situaties is dit ook minder wenselijk. Dat afstemmen vergt de vaardigheid tot in- en aanvoelen, oftewel empathisch vermogen.

Directief = Sturen, richting geven, toewerken naar een bepaald gedrag. De richting heeft te maken met je doel: wil je gedrag uitlokken, laten toenemen, doen stoppen of de (negatieve) gevolgen ervan verminderen?

Niemand verzorgt zich zo goed als ik!

Mevrouw Raven weigert het wekelijkse douchen en verschonen van haar kleding. Dit moet in woord en gebaar bijna worden afgedwongen, pas dan gaat ze onder protest overstag. Maar ze voelt zich gekrenkt en raakt er later overstuur van. Dat komt ook voort uit zelfoverschatting: 'Ik ben immers zo proper op mezelf; ze kwetsen me door dit zo af te dwingen.' Zij ziet zich vaak als iemand die ver boven de rest uitsteekt en belangrijk voor anderen is. Als daaraan ook maar even wordt getwijfeld, raakt ze helemaal van slag. In het verleden bleek dat ze ernstig vervuilde als je haar hierin vrijliet, en er negatieve reacties van medebewoners over kreeg – wat haar kwetste, maar niet tot betere hygiëne aanzette. Haar hieraan herinneren of welles-nietes-discussies over de noodzaak van persoonlijke verzorging zijn olie op het vuur. Een andere aanpak, die zowel de noodzaak van persoonlijke verzorging overeind laat als tegemoetkomt aan haar kwetsbaarheid, is bijvoorbeeld: 'Luister: u zou dat zelf kunnen doen; misschien wel en misschien niet, daar praten we nu niet over. Maar het is nu eenmaal zo afgesproken en daaraan kunnen we niet tornen. De verzorgsters doen zoveel voor anderen en zo weinig voor u … geef ze nu de kans om dit voor u te doen. Dat is toch wel het minste!'.

Een rode kaart bij ontoelaatbaar gedrag?

Het werd bijna een gewoonte op een afdeling voor ouderen met lichte cognitieve problemen ten gevolge van alcohol: als een bewoner zich in de groep ongewenst gedroeg, werd zij of hij naar de kamer of de afdeling gestuurd. Maar daardoor leed iemand ook gezichtsverlies tegenover tafelgenoten, en het leidde tot boosheid en wrok; en later had die bewoner het onbestemde gevoel dat er iets was gebeurd, maar wist hij/zij niet meer precies wat. Natuurlijk moet je een conflict tussen bewoners onderling soms wel bezweren. Maar dat kan net zo goed op een hoffelijke manier: 'Ik heb u nodig, komt u even …' 'Ik wil u iets laten zien; als u opstaat dan …' 'Hebt u even tijd voor mij?' En wil de betreffende persoon dan niet mee, nou dan kun je juist de ander meevragen, dan is de wisselwerking ook doorbroken.

Tabel 4.2 Voorbeelden van empathisch-directieve interventies

gedrag en situatie	onderwaterlaag bij waargenomen gedrag	richting/doel van begeleider	mogelijke reactie begeleider
kind vraagt aan de kassa in de supermarkt of ze een zak met snoepjes mag	behoefte uitgelokt door zien van snoepgoed je weet dat je kind moeilijk behoeften kan uitstellen	kind *niet* aanleren dat het bij elke boodschap snoep krijgt, relatie goed houden en scène voorkomen	moeder kust het kind op het voorhoofd en zegt: 'Als je me nu meehelpt, krijg je thuis iets anders'
pas opgenomen dame weigert elk contact, geeft antwoord op geen enkele vraag, laat staan dat ze opdracht uitvoert	voelt zich bedreigd, een kat in het nauw	gelegenheid geven te wennen, geleidelijk voeding en medicatie laten innemen, zonder nadrukkelijk een beroep op haar zelfredzaamheid te doen	de tijd geven om te acclimatiseren in haar blikveld kalm en warm voor anderen zorgen drinken en eten geven zonder reactie terug te verlangen niet in discussie gaan over het waarom van opname (verwijs hiervoor naar externe persoon) begeleider geeft blijken van meeleven die zijn afgestemd op het individu
bij het uitnodigen tot een voor deze persoon prettige activiteit schrikt zij en wimpelt daarom de uitnodiging af	voelt zich overvallen door de vraag, weet niet wat haar te wachten staat		A. vooraf 1-3 keer een korte reminder geven ('over een uur is er iets leuks, dan ...') B. laten we even uw agenda erbij nemen ... het is nu woensdag 13,00 uur; staat er een afspraak voor de komende tijd op? kijkt u even mee? C. niet vragen maar doen: op vriendelijke en vanzelfsprekende toon: 'kom sta op ... en nu gaan we dáár naar toe; ik heb ... al klaargezet'

Tabel 4.2 Voorbeelden van empathisch-directieve interventies (vervolg)

gedrag en situatie	onderwaterlaag bij waargenomen gedrag	richting/doel van begeleider	mogelijke reactie begeleider
bij afhouden van geplande en afgesproken bezigheden; na herinnering aan activiteit volgt: 'nee ik heb geen zin'; bij aandringen: 'dat bepaal ik zelf wel!'	persoon is speelbal van wat op hem afkomt; wil situatie houden zoals die is; onbekend met andere omgeving; sterke behoefte aan zelf bepalen; boos bij aandringen ('u moet ...')	toch geregeld afleiding elders kunnen bieden	A. persoon vragen op te staan en met je mee te lopen (als route onduidelijk is); eenmaal in de activiteitenruimte is de bedoeling helder en deelname geen probleem B. als de persoon de weg zelf weet: 'o je wilt niet gaan! meld je je dan wel even zelf daar af, want dat is afgesproken' (vaak blijft zij/hij dan eenmaal daar aangekomen wel)
twee bewoners hebben onderling conflict, wie de aanstichter is wordt al dan niet duidelijk	boosheid en/of angst, dreiging van controleverlies angst om 'af te gaan' in de ogen van de ander	zo vlug mogelijk de kemphanen kalmeren en rust in de groep brengen eigen rol als stevige en ondersteunende figuur handhaven vermijden van krenking, ombuigen naar constructieve insteek doel is niet om op dit moment inzicht te bieden (dat kan evt. later als de gemoederen bedaard zijn), maar om de situatie snel te doorbreken	veelzijdig partijdig zijn, oftewel het moeilijke van de situatie voor beiden benoemen – één persoon diplomatiek uit de situatie halen ('komt u even met mij mee? ik heb u even nodig') – achterblijvers ook rust geven en kalmeren ('we komen hier samen uit') beide betrokkenen krediet geven: 'u moet wel heel boos zijn, anders zou u dat niet zo zeggen'; 'dit hebt u niet verdiend' richting geven: 'nu hebben we het verdiend om ..., 'laat me nu maar eens voor jou ...' 'nee ik wil dat we nu ...' (vanuit betrokken houding)

Gedrag veranderen met wortel en stok

Als je als jongen of meisje een kar hebt, met aan het span een bok of geitje, dan zijn er twee mogelijkheden om de boel in beweging te krijgen. De eerste is de bekendste: het dier met een hengel een wortel voorhouden, zodat het amechtig probeert de groente op te eten en zo de kar in beweging brengt. De andere is het beest met een stok in de anus prikken, dan stuift het dier vooruit. Welnu: mensen kun je soms in beweging krijgen als je het zo verwoordt dat ze zo de stok kunnen vermijden. 'Kom mee naar de filmmiddag, want anders blijft u helemaal alleen achter.'

4.5.12 GEDRAG

We zijn nu aangekomen bij het zichtbare topje van de ijsberg: het gedrag. Er zijn al interventies gericht op gedrag besproken, zoals het bekrachtigen van gedrag en straffen (zie ook par. 2.2.2 Het leermodel). Het is belangrijk om onderscheid maken tussen gewenst en ongewenst gedrag, en fixatie op ongewenst gedrag te voorkomen. Wanneer is er sprake van relatieve kalmte of zelfs positief gedrag? Door dat aandacht te geven en er meer werk van te maken, haal je de voeding weg voor onwelbevinden en probleemgedrag. Het team opdracht geven om te observeren wanneer het goed gaat, kan zorgen voor evenwichtiger opvattingen en het team bewust maken van de filters waardoor men kijkt. Vervolgens kan worden afgesproken om meer en voor de cliënt positiever te reageren op gedragingen die de gewenste richting op gaan.

Een direct op het gedrag gerichte interventie is het zogenoemde *bekrachtigen van de tegengestelde respons*, zoals iemand meer aandacht geven als hij niet geagiteerd roept of scheldt. Een andere interventie is *responspreventie*: de vaak roepende dame krijgt op grond van gedetailleerde afspraken een lolly of ander voedsel zodat het roepgedrag (hopelijk voor langere tijd) stopt.

Een andere insteek is die van de *praktijktoets* of het *gedragsexperiment*. Door in een uitgewerkt programma (contract) gedragsafspraken te maken met de cliënt, wil je antwoord krijgen op een relevante vraag of aanname. Bijvoorbeeld: als het niet duidelijk is of het haalbaar is dat een cliënt op zichzelf gaat wonen, wordt met hem/haar een stappenplan gemaakt waarin hij/zij laat zien of hij/zij op een deelgebied in staat is tot eigen regie, initiatief en activiteit, zoals het zelf plannen en doen van boodschappen en bereiden van de maaltijd. Het is daarbij zinvol de moeilijkheidsgraad geleidelijk op te voeren en geregeld terug te koppelen. De resultaten kunnen over en weer ook tot andere opvattingen leiden en/of tot scherper inzicht in wat de cliënt nodig heeft om beter te functioneren. 'Ze is hier echt wel toe in staat, mits er iemand is die ...'.

4.5 Introductie ijsbergmodel XXL

Een benaderingswijze die we in par. 5.4 uitgebreid bespreken, en die vooral gericht is op het (weer) kunnen uitvoeren van dagelijkse handelingen, is *Foutloos leren*. Een specifiek doel, bijvoorbeeld koffiezetten, wordt daarbij zover in deeltaken opgesplitst, dat de cliënt hier met begeleiding in feite niet in de fout kan gaan. Deze aanpak blijkt bij mentaal kwetsbare mensen veel effectiever dan een globale instructie of leren door uitproberen (trial-and-error).

4.5.13 MEDEBEWONERS

In geval van opname of deeltijdopname/dagbehandeling heeft de kwetsbare persoon met dementie te maken met medecliënten. Dan zijn de volgende vragen relevant. Hoe is de sociale controle, hoe hoog ligt de onderlinge lat voor wat je hebt te doen en/of te laten? Welke speelruimte heb je om medebewoners te sturen in hun onderlinge gedrag? Hoewel bij kleinschalige wooneenheden voor mensen met dementie over een 'groep' gesproken wordt, meent de meerderheid van de groepsleden vaak dat ze daar niet wonen, maar er slechts 'even te zijn'. Dan reageren zij ook vanuit het hier en nu. Interventies kunnen gericht zijn op het individu of op de groep als geheel. In het laatste geval kan het bij terugkerende problemen handig zijn om een groepsplan te maken (zie par. 5.6).

Het is een goed vertrekpunt om het groepsgedrag positief te interpreteren en de bewonersgroep voortdurend zonder aanleiding positieve signalen te geven.

Als we het ijsbergmodel doorlopen, dienen zich nieuwe nog ongebruikte interventiemogelijkheden aan. Zo kun je proberen om het 'niet-pluisgevoel' ten opzichte van tafelgenoten te verkleinen door van prettige gezamenlijke momenten collages te maken en daar geregeld naar te verwijzen. 'Kijk eens, daar zit ik met u en de overbuurvrouw op het terras. Ik weet nog dat we erg genoten van ….'.

4.5.14 FAMILIE

Welke interventies zijn te richten op familieleden? Dat hangt af van de draagkracht van het familielid, haar wensen en wat er op dit moment precies speelt. In elk geval is het vaak zinvol en nuttig om uit te leggen wat er met de kwetsbare persoon loos is en hoe je het best met hem of haar om kunt gaan. Over deze psycho-educatie hebben we reeds gesproken in par. 4.5.1.

Lotgenootcontacten kunnen ook een functie hebben, zowel voor het geven van informatie als voor uitwisseling van ervaringen. Denk aan het Alzheimer Café en familiecontactavonden. Daar kunnen ook voor verwanten praktische onderwerpen worden besproken, zoals hoe vul ik de visite in, wat kan ik doen, wat kan ik beter wel of niet zeggen? Hoe neem ik afscheid? Hoe vertel je naar nieuws aan iemand met dementie? Moet je altijd de waarheid vertellen? Daarbij kan gebruik worden gemaakt van beeldmateriaal, zoals filmfragmenten ter toelichting, en kan praktische informatie worden meegegeven. Er kan gesproken worden over het omgaan met eigen en andermans rouw, ook in de mistige situatie die dementie zo eigen is, over de eigen verwachtingen en zorgen van de familie over hun verwant met dementie, en hoe je ermee om kunt gaan als verwachtingen niet uitkomen.

Met verwanten kunnen apart of gezamenlijk meer therapeutische contacten plaatsvinden als het gaat om het vinden van een nieuw evenwicht in de ontstane situatie en het vinden van nieuwe bronnen van zingeving en dagbesteding.

Met teamleden kan een plan van aanpak worden opgesteld dat erop gericht is dat familie zich meer thuis voelt op de afdeling. Daarnaast is het zinvol om een algemeen teambeleid te ontwikkelen. Hoe frequent en op welke manieren kan er goed contact worden gehouden met familie. De vormgeving daarvan dient afgestemd te worden; niet elke verwant(e) vindt het prettig om bijvragen te worden gebeld; sommigen hebben bijvoorbeeld een voorkeur voor e-mail. In het algemeen is het niet handig als professionals meteen aansturen op het verlenen van mantelzorg (als die nog niet gegeven wordt). Eerst zal er een goed contact moeten zijn, zal de verwante overweg moeten kunnen met de persoon met dementie, en zal er uitleg nodig zijn over wat en hoe te doen en overleg over hoe die mantelzorg er bij deze persoon met dementie uit zou kunnen zien.

4.5.15 TEAMLEDEN

Bij thuiszorg heeft de begeleider doorgaans steeds korter contact met de cliënt en heel soms met diens verwante. In geval van verblijf in een zorginstelling is deze vaak in de nabijheid van een cliënt, verleent zorg aan hem of haar en heeft daarnaast incidenteel contact met een familielid. Afhankelijk van de zorgverlener kunnen verschillende gebieden voor interventie worden onderscheiden: wat doet zij/hij, hoe voelt zij/hij zich daarbij (beleving, gevoelens en gedachten) en wat is haar/zijn organisatorische inbedding (zie hiervoor ook 4.5.3 Grenzen). Interventies bij teamleden kunnen op al deze gebieden plaatsvinden, ook op meer dan één tegelijk. Wanneer bepaald probleemgedrag hen overmatig belast, kan het nuttig zijn om te analyseren en uit te leggen hoe dit in zijn werk gaat. Door voor te doen of beeldopnames en laten zien en door het gewenste gedrag in te oefenen kan het gedragsrepertoire worden uitgebreid. Het is een valkuil om te menen dat alleen het maken van een afspraak voldoende is voor een juiste uitvoering. Bij het inoefenen kunnen negatieve emoties worden verhelderd en onvruchtbare gedachten worden uitgedaagd en vervangen door reëlere gedachten. Een goed uitgevoerde bespreking van het probleemgedrag, een reflectief overleg, maar ook een besluitvormende procedure kunnen de belasting verminderen. Als ik de ander begrijp, kan ik voor diens gedrag beter accepteren. En: als ik begrijp waar dat gedrag vandaan komt, hoe hij ertoe komt te doen wat hij doet, dan krijg ik er vaak ook makkelijker grip op.

4.5 Introductie ijsbergmodel XXL

Het is de pest voor mijn welbevinden als ik meer van mezelf of de ander verlang dan erin zit. Maar wat mag ik dan verlangen? En wanneer kan ik tevreden met mijn inspanning zijn?

Boosheid, angst en verdriet door denkfouten

Bij degenen die als verwante en professional betrokken zijn bij een persoon met probleemgedrag kan de vaak onvermijdelijke emotionele belasting worden vergroot door eigen aannames, interpretaties en normen. Volgens de theorie achter de rationeel-emotieve therapie (RET) ontstaat overmatig en onnodig emotioneel leed door irrationele gedachten over situaties. De therapeut helpt de getroffene om de situatie onder de loep te nemen. Wat waren het eigen gedrag en de eigen emoties (blij, bang, boos of bedroefd) en met name: welke opvattingen, interpretaties en aannames liggen hieronder? Met de getroffene wordt bekeken wat zij of hij had willen doen in de betreffende situatie (gewenst gedrag) en hoe zij/hij zich zou willen voelen. Daarvoor is het nodig dat de eigen gedachten en gevoelens aan het licht worden gebracht. Vervolgens wordt besproken in hoeverre die onderliggende gedachten onomstotelijk waar, nuttig, vruchtbaar en genuanceerd zijn. Hierover worden op socratische wijze vragen gesteld, en onderliggende aannames worden uitgedaagd en reëlere opvattingen ontwikkeld. Vervolgens wordt afgesproken welke stappen er moeten worden gezet om tot het gewenste gedrag te komen. Door nieuwe ervaringen gaan we misschien anders denken over de situatie of de ander. 'U bent ervan overtuigd dat deze dame u niet mag. Stel nu dat u de komende week in plaats van haar te ontlopen of boos te doen, haar vriendelijk aankijkt en aardig tegen haar doet? Misschien komt u er dan achter dat zij een minder naar mens is dan u denkt. ... Wat houdt u tegen om dat uit te proberen?'.

Bevragen op aannames

In de RET worden socratische vragen gebruikt om iemand aan het denken te zetten over de eigen aannames en opvattingen. Uitgangspunt is de acceptatie van de cliënt als *persoon,* zonder diens aannames en gedachten voor lief te nemen. De voorbeeldvragen hieronder geven een indruk van deze werkwijze. De toon is die van een mede-onderzoeker of betrokken mens, niet scherp en niet emotioneel.

- 'Is dit de enige manier waarop u tegen het gedrag van uw vrouw aan kunt kijken? Zijn er nog andere mogelijkheden?'

- 'O, misschien hebt u hier wel een punt … Maar wat levert u dat op? Voelt u zich hier beter door? Nee? Wat zou u dan beter kunnen denken? … Geen idee? Nou laat mij dan een voorstel doen: …'. 'O, dat vindt u geen goed idee? Dat kan. Waarom niet? Hebt u een beter voorstel?'
- 'Als u er zo over denkt, voelt u zich dan kalmer? Nee? Wat kunt u doen om minder last te hebben van … Weet u het niet? Ik doe een voorstel. Als ik nu met u ga …'
- 'U vindt dat mevrouw X … zich anders moet opstellen. Laten we daar eens op doorgaan. Hoe wilt u dit voor elkaar krijgen? O, daar ziet u geen mogelijkheid toe? Welnu, dan is de vraag: wat zou u zelf anders kunnen doen om van haar gedrag minder last te hebben?'
- 'U denkt dat … Welke reden hebt u om dat te denken? Hebt u daar *bewijs* voor? Hoe weet u dat zo zeker? Toon het mij eens aan.'
- 'Is het onvermijdelijk dat het altijd zo gaat?' 'Gaat dat *altijd* zo, of zijn er ook wel *uitzonderingen*?' Elke uitzondering maakt een overtuiging minder absoluut.

Een pragmatische weg is: 'Wat heeft het u tot nu toe opgeleverd om hiervan uit te gaan?' 'Als u dit denkt, helpt dat u dan om u beter te voelen?'

De therapeut kan ingaan op iemands persoonlijke *absolute eisen*, zoals wanneer iemand zichzelf verwijt bepaalde zaken niet meer aan te kunnen. Waarom legt ze de lat zo hoog voor zichzelf? En waarom minder hoog voor anderen? Helpt die gedachte haar er hier en nu het beste van te maken? Ook kan de neiging tot het trekken van *verkeerde conclusies* aan bod komen, zoals bij het baseren van overtuigingen op gevoelens: 'Ik voel me waardeloos, dus ik bén waardeloos.'

4.6 TERUGBLIK

Was het beeld bij modellen voor probleemgedrag en de werkmethodiek nog overzichtelijk, het aantal mogelijke interventies is overweldigend, en er zijn nog vele andere dan hier beschreven. Ze kunnen gericht zijn op de persoon zelf, diens leefomgeving en medebewoners, en op verwanten en begeleiders. Bovendien zijn meerdere interventies gericht op diverse lagen van soms ook diverse betrokkenen oftewel ijsbergen. De keuze wordt bepaald door de probleemanalyse, de mogelijkheden en succeskansen. Al doende wordt de situatie helderder, en: goed is wat werkt.

GERAADPLEEGDE LITERATUUR

Appelo, M. (2014). *Socratisch motiveren*. Amsterdam: Boom.

Ayalon, L., Gum, A. M., Feliciano, L., & Areán, P. A. (2006). Effectiveness of nonpharmacological interventions for the management of neuropsychiatric symptoms in patients with dementia: A systematic review. *Archives of Internal Medicine, 166*(20), 2182–2188.

Ballard, C. G., Gauthier, S., Cummings, J. L., Brodaty, H., Gorssberg, G. T., Robert, P., et al. (2009). Management of agitation and aggression associated with Alzheimer disease. *Neurology, 5,* 245–255.

Bernlef, J. (2017). *Hersenschimmen*. Amsterdam: Querido.

Bird, M., Robert, H., Llewellyn-Jones, R. H., & Korten, A. (2009). An evaluation of the effectiveness of a case-specific approach to challenging behaviour associated with dementia. *Aging & Mental Health, 13,* 173–183.

Brodaty, H., & Arasaratnam, C. (2012). Meta-analysis of nonpharmacological interventions for neuropsychiatric symptoms of dementia. *American Journal of Psychiatry, 169,* 946–953.

Cabrera, E., Sutcliffe, C., Verbeek, H., Saks, K., Soto-Martin, M., Meyer, G., et al. (2015). Non-pharmacological interventions as a best practice strategy in people with dementia living in nursing homes. A systematic review. *European Geriatric Medicine, 6,* 134–150.

Cohen-Mansfield, J. (2013). Nonpharmacologic treatment of behavioral disorders in dementia. *Current Treatment Options in Neurology, 15,* 765–785.

Cohen-Mansfield, J., Thein, K., Marx, M. S., Dakheel-Ali, M., & Freedman, L. (2012). Efficacy of nonpharmacologic interventions for agitation in advanced dementia: A randomized, placebo-controlled trial. *Clinical Psychiatry, 73*(9), 1255–1261.

Cotelli, M., Manenti, R., & Zanetti, O. (2012). Reminiscence therapy in dementia: A review. *Maturitas, 72*(2012), 203–205.

Gauthier, S., Cummings, J., Ballard, C., Brodaty, H., Grossberg, G., Robert, P., et al. (2010). Management of behavioral problems in Alzheimer's disease. *International Psychogeriatrics, 22*(3), 346–372.

Geelen, R., & Dam, H. van (2016). *Dementie: Van hersenlagen tot omgangsvragen*. Houten: Bohn Stafleu van Loghum.

Gunten, A. van, Alnawaqil, A. M., Abderhalden, C., Heedham, I., & Schupbach, B. (2008). Vocally disruptive behavior in the elderly, a systematic review. *International Psychogeriatrics, IPA*, 1010–1017.

Husebo, B. S., Ballard, C., Sandvik, R., Nilsen, O. B., & Aarsland, D. (2011). Efficacy of treating pain to reduce behavioural disturbances in residents of nursing homes with dementia: Cluster randomised clinical trial. *BMJ, 343,* d4065.

Livingston, G., Johnston, K., Katona, C., Paton, J., & Lyketsos, C. G. (2005). Systematic review of psychological approaches to the management of neuropsychiatric symptoms of dementia. *American Journal of Psychiatry, 162,* 1996–2021.

Maseda, A., Sanchez, A., Marante, P., Gonzalez-Abraldes, I., Bujan, A., & Millan-Calenti, G. (2014). Effects of multisensory stimulation on a sample of institutionalized elderly people with dementia diagnosis: A controlled longitudinal trial. *American Journal of Alzheimer's Disease & Other Dementias, 29*(5), 463–473.

Moniz Cook, E. D., Swift, K., James, I., Malouf, R., Vugt, M. de, & Verhey, F. (2012). *Functional analysis-based interventions for challenging behaviour in dementia.* Review. The Cochrane Collaboration. New Jersey: John Wiley & Sons, Ltd.

O'Connor, D. W., Ames, D., Gardner, B., & King, M. (2009). Psychosocial treatments of psychological symptoms in dementia: A systematic review of reports meeting quality standards. *International Psychogeriatrics, 21*(2), 241–251.

O'Connor, C. M., Clemson, L., Brodaty, H., Jeon, Y. H., Mioshi, E., & Gitlin, L. N. (2014). Use of the tailored activities program to reduce neuropsychiatric behaviors in dementia: An Australian protocol for a randomized trial to evaluate its effectiveness. *International Psychogeriatrics, 26*(5), 857–869.

Rebecca, G., Logsdon, R. G., McCurry, S. M., & Teri, L. (2007). Evidence-based psychological treatments for disruptive behaviors in individuals with dementia. *Psychology and Aging, 22*(1), 28–36.

Seitz, D. P., Brisbin, S., Herrmann, N., Rapoport, M. J., Wilson, K., Gill, S. S., et al. (2012). Efficacy and feasibility of nonpharmacological interventions for neuropsychiatric symptoms of dementia in long term care: A systematic review. *JAMDA, 13,* 503–506.

Testad, I., Corbett, A., Aarsland, D., Osland Lexow, K., Fossey, J., Woods, B., et al. (2014). The value of personalized psychosocial interventions to address behavioral and psychological symptoms in people with dementia living in care home settings: A systematic review. *International Psychogeriatrics, 26*(7), 1083–1098. https://doi.org/10.1017/S1041610214000131.

Vernooij-Dassen, M., Vasse, E., Zuidema, S., Cohen-Mansfield, J., & Moyle, W. (2010). Psychosocial interventions for dementia patients in long-term care. *International Psychogeriatrics, 22*(7), 1121–1128.

Vroon, P. (1976). *Bewustzijn, hersenen en gedrag.* Baarn: Ambo.

Vroon, P. (1989). *Tranen van de krokodil.* Baarn: Ambo.

Yusupov, A., & Galvin, J. E. (2014). Vocalization in dementia: A case report and review of the literature. *Case Reports in Neurology, 6,* 126–133.

Zwijsen, S. A., Smalbrugge, M., Eefsting, J. A., Twisk, J. W. R., Gerritsen, D. L., Pot, A. M., et al. (2014). Coming to grips with challenging behavior: A cluster randomized controlled trial on the effects of a multidisciplinary care program for challenging behavior in dementia. *JAMDA, 15*(531), 1–10.

Geraadpleegde literatuur

Internet

Enige basisinformatie over benaderingswijzen vind je op www.alzheimer-nederland.nl.

Kijk op www.worldwidesnoezelen.com voor informatie over zintuigactivering.

www.zorgvoorbeter.nl. Website van Vilans, met een 'Stappenplan Probleemgedrag', biedt verschillende materialen voor de deskundigheidsbevordering van medewerkers en informatie over de mate waarin probleemgedrag voorkomt en de multidisciplinaire aanpak ervan. Ook is er een stappenplan om het proces rondom medicatietoediening te verbeteren.

Zuidema, S. U., Smalbrugge, M., Bil, W. M. E., Geelen, R., Kok, R. M., Luijendijk. H. J., et al. (2018). *Multidisciplinaire Richtlijn probleemgedrag bij dementie*. Utrecht: Verenso, NIP. De richtlijn Probleemgedrag is te vinden in de richtlijnendatabase op de nieuwe website van Verenso (https://www.verenso.nl) en op de website van het NIP (https://www.psynip.nl).

DEMENTIE

5

CASUÏSTIEK

© Bohn Stafleu van Loghum is een imprint van Springer Media B.V., onderdeel van Springer Nature 2019
R. Geelen, *Probleemgedrag bij dementie*, Nursing-Dementiereeks,
https://doi.org/10.1007/978-90-368-2253-4_5

5 Casuïstiek

In dit hoofdstuk bespreken we praktijkervaringen. Daarbij passen we inzichten uit de vorige hoofdstukken toe. Bij interventies gaat het om maatwerk: elke persoon en elke context is anders, en vraagt zowel om een zorgvuldige verkenning als om een individuele afstemming van interventies. Al doende wordt duidelijk wat er aan de hand is.

5.1 WAT DOE IK HAAR AAN? WAT DOET HIJ *MIJ* AAN!

5.1.1 WAT DOE IK HAAR AAN? ZO FRAGIEL, ZO KWETSBAAR

De noodkreet

De al vijf jaar woekerende dementie bij mevrouw Van Dallum bracht ernstige beperkingen met zich mee. Ze kan zich niet meer begrijpelijk uitdrukken en begrijpt jou als begeleider doorgaans niet. En anders is ze al snel weer vergeten wat je hebt gezegd. Je ziet dat ze haar ogen niet meer focust op aspecten van de omgeving, en ook niet op jou. Ondanks uitleg en voorzichtigheid kan elke aanraking dan vlug stress geven. In de rapportages vind je talloze meldingen van boosheid, angst, onrust en weerstand bij de zorg. Een teamlid zegt het zo: 'Het is alsof ik haar aanrand: ze kijkt met bange ogen naar me, gilt en krimpt in elkaar. Ik belast haar enorm!'

De situatie

Zoals gezegd is het taalvermogen van mevrouw Van Dallum heel beperkt. Als je zegt dat je haar rug of borst gaat wassen, legt ze de link niet met wat er te gebeuren staat, zodat ze toch wordt verrast als je daarmee begint. Ze heeft moeite met het filteren van indrukken: twee dynamische prikkels tegelijk maken dat alles haar ontgaat, bijvoorbeeld: bewegen en ondertussen uitleg geven. Er wordt dan een vorm van multitasking van haar verlangd waartoe ze niet in staat is. Overigens zie je dit onvermogen ook bij gezonde ouderen. Bij een wandeling stoppen ze bijvoorbeeld bij een vraag; nadenken en lopen lukt niet meer tegelijk.

Een van de uitgangspunten om hiermee om te gaan is dat je probeert de zorg zo in te richten dat je minder van haar verlangt. Dit doe je ook omdat je weet dat zij buiten zorgmomenten om vaak kalm en goed gestemd is. Uit een brede analyse komen geen beïnvloedbare triggers naar voren. Er is geen sprake van pijn, angst of ziekten. Zoals blijkt uit fig. 5.1 is dus bij deze cliënt dus een andere aanpak nodig. Een vereiste daarvoor is weer dat opvattingen en emoties van teamleden aandacht krijgen.

5.1 Wat doe ik haar aan? Wat doet hij *mij* aan!

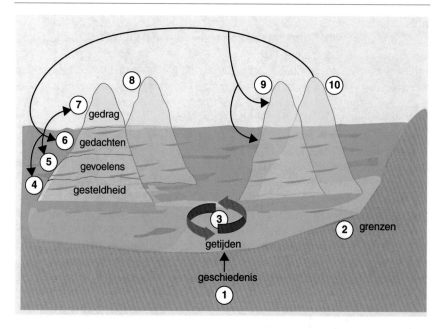

Figuur 5.1 IJsbergmodel XXL bij 'Wat doe ik haar aan? Wat doet hij mij aan!

Er worden beeldopnames gemaakt en nauwkeurig bekeken: welke handelingen en momenten roepen bij mevrouw Van Dallum spanning en afweer op? Alle ideeen daarover komen aan de orde in een teamoverleg. Er komt ook aan het licht dat meerdere teamleden haar zo nu en dan toch aansporen om deelhandelingen zelf te doen, ook al levert dat meer stress op en geen positief resultaat. Vertrekpunt wordt dat het behoud, laat staan het stimuleren van vaardigheden geen prioriteit heeft.

De aanpak

Hoofddoel is de persoonlijke verzorging zo over te nemen (compenseren) dat die veilig en voor haar met minder stress verloopt, dat is voor iedereen duidelijk. Besproken wordt hoe de zorg zo kan worden aangepakt dat ze haar armen en benen minder hoeft te bewegen? Dat kan met kledingaanpassingen, zoals ruimere bloezen en broeken van gladde stof, of extra sluitingen met klittenband. Ook hoeft ze dan minder vaak op bed te worden verlegd.

Omdat mevrouw Van Dallum verbale uitleg vaak niet meer begrijpt, geeft de begeleider om spanning te voorkomen daarom geen uitleg en stelt geen vragen. Wel zegt ze op bevestigende toon wat ze doet. Het gaat dus meer om de vorm dan de inhoud: dat ze serieus wordt genomen, maar niet hoeft te reageren. De begeleider trekt haar vriendelijkste gezicht, beweegt 'slow' en raakt haar 'met feeling' aan. Kleine details tellen. Zo raakt ze mevrouw niet met de vingertoppen aan (dat 'prikt'), maar met de handpalm. Als mevrouw moe of gespannen is, dept ze meer dan dat ze wrijft of ze wikkelt warme vochtige bandhanddoeken om lichaamsdelen, zodat het vuil kan weken. Bij de zorg worden door iedereen geïmpregneerde washandjes gebruikt, waardoor afdrogen niet nodig is.

Het geeft eerder onrust als je in de zorg pendelt tussen het boven- en onderlichaam. Dit gebeurt als je iemand helemaal wast, dan afdroogt en daarna aankleedt. Soms werkt het beter als je eerst het bovenlichaam wast en kleedt, en daarna pas het onderlichaam. Een andere manier om haar cognitief te ondersteunen is 'fysiek voorbereiden'. Bijvoorbeeld vóór het wassen van de borsten, dept de begeleider met de washand de buitenkant schouder (dat is veilig gebied), de halsstreek, om van daaruit pas over de borsten van mevrouw te gaan (intiem en gevoelig terrein). Voor de onderwassing wordt via de buitenzijde van het bovenbeen naar de binnenzijde gegaan, om pas daarna de intieme delen te verzorgen. Deppen van gevoelige gebieden is ook minder prikkelend en intiem dan wrijven. Een andere manier van verzorgen is de 'warme baddoek'-techniek', waarbij iemand (meestal liggend) wordt verzorgd door hem/haar te bedekken met warme en natte handdoeken en zacht te masseren.

De buik, de binnenkant van de benen, de voeten en de tenen zijn de meer gevoelige lichaamsdelen, en daar begin je bij het wassen niet mee, tenzij daar een goede reden voor is. Vastpakken bij de kin, nek of boven de ellenboog geeft iemand eerder het gevoel overmeesterd te worden en roept daarom verzet of angst op. Om dezelfde reden werkt het beter om bij het opstaan haar arm met een half-open hand te begeleiden, dan haar onderarm helemaal, omsloten door je hand, vast te houden.

5.1.2 WAT DOET HIJ MIJ AAN! ZO STERK, ZO GEVAARLIJK

Soms loop je als zorgverlener onaanvaardbare risico's. Bijvoorbeeld als een cliënt die in een gevorderd stadium van dementie verkeert, bij het minste of geringste snel en hard naar je uithaalt. De aanpak in het kader '4 begeleiders, 3 rollen' is onder meer toegepast bij een voormalige bokser, die meerdere zorgverleners ernstig letsel toebracht: een scheur in de oogkas, een gebroken kaak en een whiplash. Hem niet meer verzorgen is vanwege zijn incontinentie niet acceptabel. Medicatie maakt hem suf en zorgt niet voor genoeg veiligheid, maar wordt wel gehandhaafd vanwege zijn prikkelbaarheid en grote lichaamskracht. Nadat er opnieuw een zorgverlener ernstig letsel heeft opgelopen (hij zette een armklem die ontaardde in een gemene botbreuk), wordt externe hulp ingeschakeld. Na diverse participerende observaties wordt een nieuwe aanpak ingeoefend. Deze komt erop neer dat hij door vier personen wordt begeleid, met een strikte en duidelijke taakverdeling. De zorg vindt voor het grootste deel plaatst terwijl hij op bed zit, soms gaat hij staan voor het aan- en uitrekken van zijn broek en dergelijke.

4 begeleiders, 3 rollen

De rolverdeling is zo: één begeleider bevindt zich aan zijn linkerzijde en controleert die (houdt zijn arm vast en begrenst indien nodig zijn linkerbeen door haar onderbeen ervoor te zetten), een tweede begeleider doet hetzelfde aan zijn rechterzijde. Bij rust kunnen zij naast hem op bed zitten, bij grote onveiligheid naast hem staan terwijl hij zit. Er is daarbij veel aandacht voor hoe stevig en op welke manier hij moet worden vastgepakt. Je wilt zo iemand onder controle houden, zonder angst of agressie op te roepen. Tegelijk moet de veiligheid voor jou en je collega's voldoende zijn.

Het derde teamlid verricht alle zorghandelingen en het vierde houdt overzicht, geeft zo nodig een aanwijzing, maar onderhoudt vooral het contact met hem: stelt hem gerust, legt in korte zinnen uit wat er gebeurt of leidt hem af.

Wie doet wat?

Voor het controleren van de beide zijden kunnen het best sterke en kalme begeleiders worden ingezet. Zij benaderen hem niet van voren maar van opzij. Een kalm en verbaal vaardig persoon heeft de regierol (zegt wat er gebeurt, stelt gerust en leidt af), terwijl een fysiek handig persoon de zorg verleent. In een geval zoals dat van de bokser blijkt het beter te werken als hij van achterlangs wordt gewassen en gedroogd; minder visuele bewegende prikkels geven meer rust.

Wie doet wel en niet mee?

Kwetsbare en/of angstige collega's worden voorlopig niet bij de zorg betrokken. Je moet op elkaar kunnen vertrouwen. Binnen een verpleeghuis kan ook op andere afdelingen worden gekeken wie kan en wil meedoen aan de zorg voor iemand als de bokser. De zo ontstane 'pool' van medewerkers wordt op regelmatige basis getraind, in detail en per rol. Hier geldt: eerst individueel aanleren, dan automatiseren en pas dan kun je onder druk presteren. Anders gezegd: de *grenzen* van de pool aan medewerkers worden opgerekt. De manager zet hiertoe haar beste beentje voor en schakelt verder onder meer in de vakantieperiode veiligheidsme-dewerkers ter assistentie in.

Details: wie het kleine niet eert …

Er zijn nog vele andere belangrijke manieren die de zorg net iets gemakkelijker maken. Denk ook hier aan kleding die gemakkelijker aan en uit te trekken is en net een maat groter is, en gemaakt is van gladde en rekbare stof. Door meteen een verwarmde handdoek (of een dito kledingstuk) over een bloot lichaamsdeel te leggen prikkel je niet tot verzet. Een optie is ook hier verzorgend wassen met warme geïmpregneerde doekjes. Zorgverleners kunnen verder een overjas aantrekken met beschermende padding en een (zachte, stoffen) keepershelm dragen in haarkleur. Dat is voor sommige zorgverleners een emotionele horde die ze nog niet willen nemen. Maar de bokser heeft hier zelf geen last van: het valt hem door zijn cognitieve problemen niet op. En zelf kun je dan kalmer bij hem zijn. Bonus: áls hij uithaalt, zal hij zichzelf ook minder vlug bezeren. Zorgverleners vinden soms ook dat je het 'niet kunt maken' om iemand met zijn vieren te verzorgen. 'Zo overweldig je iemand toch!' Maar het werkt eerder andersom. Je houdt nu ruimte over om meneer te kalmeren, om slow te verzorgen en er voor hem te zijn. Goed is wat goed werkt, voor iedereen.

5.1.3 TERUGBLIK

Mag dit wel, zo'n aanpak? Ja, maar natuurlijk alleen na goed overleg, ook met de vertegenwoordiger, nadat alternatieven overwogen zijn, als de maatregel is vastgelegd in het zorgplan, en als van tijd tot tijd wordt beoordeeld en ingeschat of er een minder beperkende aanpak mogelijk is. Pluspunten zijn dat de zorg zo korter duurt en veiliger is, en dat de persoon zelf ook kalmer wordt. Soms krijgt hij misschien nog de impuls tot slaan, maar dan merkt hij de weerstand en ontspant hij weer, om dan zijn hoofd op de schouder van de begeleider naast hem te leggen. Het gaat erom hoe iets praktisch uitwerkt voor de persoon en zijn begeleiders, niet om hoe het aanvankelijk voor de begeleider of voor een buitenstaander aanvoelt. De aanpak lijkt simpel, maar vraagt veel inoefening en geregelde afstemming.

5.2 VERWENNEN OF VERWAARLOZEN?

5.2.1 DE NOODKREET

'Tja, die mevrouw Vennen: moeilijk karakter … Ze heeft zo haar lievelingetjes in het team, daarvan pikt ze alles. Maar anderen, waaronder ikzelf, die zuigt ze he-le-maal leeg. Het is niet goed of het deugt niet. Ze vraagt hulp voor van alles, maar komt zelf tot niks.

5.2 Verwennen of verwaarlozen?

Ze weet nog best veel, ze onthoudt bijvoorbeeld wie er werkt, wie er vakantie had en zo verder. En ze vraagt vaak naar de bekende weg: vanaf half twaalf wel vier keer bevestiging 'of we om twaalf uur gaan eten'. En als er in het ritme wat verandert, een nieuwe bewoner komt of de werkwijze net wat anders is, dan raakt ze gespannen en vraagt almaar je aandacht. Er is zo weinig waarmee ik haar echt een plezier kan doen. Ja, ik durf het bijna niet te zeggen, maar ik ben weleens tegen haar uitgevallen. "Als je zo doorgaat, kotst iedereen je uit!" Een uur hield ze zich wat meer in, maar daarna was het hek weer van de dam.'

5.2.2 DE SITUATIE

Mevrouw Vennen leed vroeger aan depressies, die wel op behandeling reageerden. Twee jaar geleden kreeg ze een hersenbloeding, die vooral de voorste hersengebieden raakte. Daardoor mist ze de zogenoemde regiefuncties, oftewel het vermogen om impulsen af te remmen, om flexibel in te spelen op situaties en om zich te verplaatsen in een ander. Haar levensroute wordt een steeds smaller paadje, waarvan een afwijking stress oplevert. Vaste ankerpunten van de dag als maaltijden, geplande activiteiten en zelfs de wisseling van diensten van personeel worden een steeds nauwer, dwingender keurslijf, waarvan afwijken niet meer lukt. Het vragen van bevestiging is zo geen 'vragen naar de bekende weg', maar een automatisme of het zoeken naar bevestiging in een wereld die zijn vanzelfsprekendheid heeft verloren.

5.2.3 DE AANPAK

Als eerste stap wordt met het team het SORKC-schema ingevuld. De K en C zijn hier samengenomen, en in de kolom uitgesplitst naar korte en langere termijn. Het schema komt er na het doorspreken en invullen van alle bekende gegevens uit te zien als in fig. 5.2.

Natuurlijk ontstaat er meer begrip voor haar reacties als informatie naar boven komt over haar beperkingen, zoals haar verminderde vermogen om na te denken over zichzelf of anderen, het onderdrukken van impulsen, zelf initiatief nemen en volgens plan handelen.

De gevolgen (K, C) van haar gedrag zijn op korte termijn positief (vermindering spanning, soms wel geruststelling of zelfs iets te eten of drinken accepteren van bepaalde teamleden). Op langere termijn gaan teamleden haar echter mijden, overvragen (vragen waarom zij zo doet) en corrigeren. Er ontstaan spanningen in het team, die ook op haar zullen terugslaan.

S	O	R	CK
confrontatie met verstoord gedrag medecliënten	kwetsbare stemming: depressies in verleden, nu ook soms gedeprimeerd	vragen herhalen, geef vooraf informatie over wat te gebeuren staat	**OP KORTE TERMIJN** -C- eigen spanning en onzekerheid wordt doorbroken +C+ soms een prettig contact met een teamlid +C+ incidenteel: krijgt eten/snoep **OP LANGERE TERMIJN:** -C- contact met menig teamlid gekenmerkt door afstand, spanning, onzekerheid / voorzichtigheid / te luid / te snel / inconsequent -C- afnemende bekrachtiging: omgeving vraagt minder aan haar +C- verlies van draagkracht en vaardigheden
mw wil zorg / moet wachten	bloeding -> executief disfunctioneren: – in steno spreken – ontremming – geen zelfreflectie / geen empathie – vlak affect / apathie – ontkoppeling denken/voelen/doen wél ervaring van spanning & onzekerheid – neigen tot vaste patronen / vermijding	herhalend gedrag, vasthouden aan details in zorgverlening	-C+ mijden door zorgverleners / minder bezoek minder positieve contacten door de dag heen

Figuur 5.2   SORKC-analyse van mevrouw Vennen

5.2 Verwennen of verwaarlozen?

zorgverlener wil iets van haar / verzoek	onthoudt eerdere incidenten & losse feiten geheugen is 'egocentrisch' gericht	aanhoudend klagen, veelal zonder zich daarvan bewust te zijn	+C- tussen teamleden diversiteit in bejegening, 'splitting' in teamleden, slechtere sfeer
veranderingen in team / bewonersgroep / nieuwe personen	spanning, onzekerheid & afwijzen bij nieuwe personen / nieuwe situaties	afwijzen uitnodiging activiteit, bij ontbreken prikkel apathisch voor zich uitkijkend / passief toeschouwen	+C- correcties of welles- nietesdiscussies, 'standje'
		afhouden contact nieuwe personen / bezoekers / zorgverleners	+C- vragen van omgeving naar redenen van gedrag / reflectie op gedrag 'Waarom heb je...'

Figuur 5.2   SORKC-analyse van mevrouw Vennen (vervolg)

5.2.4   DE TERUGBLIK

Uit het ijsbergmodel in fig. 5.3 blijken de interventies te liggen op het vlak van wisselwerkingen in de beleving van de cliënt. De teamleden zijn voor haar de ijsbergen die ervoor zorgen dat zij zelf ook (al dan niet) in rustig vaarwater komt. Daarom is het goed dat zij actief betrokken worden bij het invullen van het schema en dat met hen wordt overlegd over hoe de onderdelen ervan moeten worden ingevuld. Door het schema voor iedereen leesbaar op whiteboard of flip-over gezamenlijk in te vullen wordt onnodige herhaling voorkomen, blijft de aandacht gericht op het schema en kan de analyse stap voor stap worden uitgevoerd. Dat helpt ook om naast het ventileren van emoties na te denken over het waarom van haar gedrag. Dan blijkt dat zij niet iemand is die teamleden bewust het leven zuur maakt, maar een mens met een handicap, die op een ongelukkige manier met haar omgeving omgaat en daardoor het risico loopt verkeerd te worden begrepen en te worden gemeden. Op grond hiervan kan worden besproken wat mevrouw nodig heeft: duidelijkheid, kalmte, voorspelbaarheid en regelmaat. Bijzonder is overigens dat mevrouw flexibeler kan worden als het team hierin meer op een lijn komt te zitten.

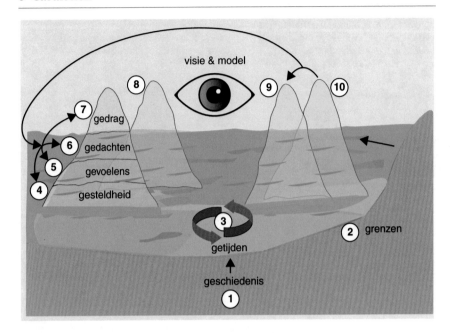

Figuur 5.3 IJsbergmodel XXL bij 'Verwennen of verwaarlozen?'

De analyse helpt ook om aan teamleden uiteenlopende gedachten te ontlokken, zodat die ter plekke besproken kunnen worden.
Bijvoorbeeld:

— *'Als je weet hoe laat het is, hoef je er niet meer naar te vragen.'*
(Dat lijkt misschien vanzelfsprekend, maar heb je een idee waarom zij dit zo doet? Wat zou haar hiertoe brengen?)

— *'Ieder teamlid moet haar eigen ding maar met haar doen, dat werkt het best.'*
(Als we nu terugkijken naar de analyse, wat betekent dit dan voor haar begeleiding? Wie heeft daar ideeën over?')

— *'Ze is niet erg dement, dus is ze verantwoordelijk voor wat ze zegt en doet, en voor wat ze nalaat.'*
(Wat vinden jullie van deze aanname? Zou je hier ook anders over kunnen denken? Hoe dan? Helpt dit idee om kalm en vriendelijk tegen haar te blijven? Mensen kunnen ook om andere redenen dan geheugenproblemen tot probleemgedrag komen, zoals door hun persoonlijkheid, een negatieve stemming of een andere oorzaak. Ook dan kan de eigen verantwoordelijkheid verminderd zijn.

5.3 REACTIVEREN OF VEGETEREN?

5.3.1 DE NOODKREET

In dit geval is er geen sprake van een acute noodkreet van het team, maar van een al langer aanwezig gevoel van ongenoegen bij teamleden. Er is een patstelling ontstaan tussen zorgverleners, behandelaars en familie. Het gaat om een hoogbejaarde man met vorderende dementie, die gebonden is aan een zorgstoel. Hij wordt in de loop van de dag onrustiger en kan 's avonds pas na uren de slaap vatten, waarna hij nog veel in zijn bed beweegt. Eerdere voorstellen van teamleden en behandelaars om hem meer rust te bieden, en in plaats van een trippelstoel een comfortabeler variant te gebruiken, werden afgewezen door de familie. 'Dat past niet bij vader', die altijd een actieve, slimme onderwijzer was, die zelf de controle wilde houden. En daarnaast meent de familie dat 'rust roest' en dat je zo de dementie alleen maar versnelt. De zoon is hier sterk van overtuigd en de professional durft dan niet verder aan te dringen.

5.3.2 DE SITUATIE

Hij is hoogbejaard en lijdt al zeven jaar aan dementie. Er is geen kans op herstel van zijn functies. Hij reageert snel en veel op prikkels, wat in de loop van de dag toeneemt. Soms valt hij even in slaap en dan lijkt hij weer op te schrikken en begint weer druk te reageren. Zijn trippelstoel is oncomfortabel, want die is natuurlijk niet gemaakt om de hele dag passief in te zitten. Zo zit hij soms schuin, zonder te gaan verzitten. Een enkele maal hangt hij voorover, zonder omhoog te komen, of zijn onderbeen hangt tegen de voetsteun die aan zijn trippelstoel is bevestigd. De ergotherapeut heeft al vele keren gepoogd de stoel aan te passen, zonder afdoende resultaat. Hij moet van zijn kinderen in een trippelstoel zitten, maar beweegt zich hiermee niet meer voort. En omdat hij zo minder comfort heeft, raakt hij in de loop van de dag oververmoeid. De familie meent dat 'rust roest' en zegt: 'Pa was altijd al actief!' Ondertussen zien teamleden hem in de loop van de dag steeds schever in zijn stoel zitten, voor zich uit starend en onrustig denkbeeldige voorwerpen pakkend. En dan gaat hij roepen en iedereen die langsloopt bij de benen vastpakken. Wat hij bedoelt en ervaart wordt niet duidelijk, wel dat hij niet lekker in zijn vel zit. Ook het omkleden en verschonen is een beproeving: hij weert handelingen af en slaat om zich heen. 'Ik moet soms bijna huilen als ik zie hoe we deze man tekortdoen.' Iemand van buiten het team wordt ingeschakeld voor onafhankelijk advies.

5.3.3 DE AANPAK

Hem overvragen zal alleen maar spanning en lijden met zich meebrengen. Op grond van dit gegeven wordt geadviseerd hem meer comfort en ondersteuning te geven. Het tegenstrijdige hieraan is dat dit in zijn eindstadium van dementie eerder levensverlengend dan -verkortend kan uitwerken, omdat overbelasting wordt voorkomen. Gegeven de verwachting dat hij meer relevante functies zal verliezen (tab. 5.1), moet je volledig inzetten op comfort en kwaliteit van leven.

De toestand van vader wordt nauwkeurig beschreven voor de zoon en andere verwanten: zeer ver gevorderd cognitief verval, feitelijk eindstadium van dementie. Dit wordt toegelicht aan de hand van het verlies van vaardigheden bij vader en de tabel met zeven stadia van alzheimerdementie op hogere leeftijd op basis van een grootschalig onderzoek. De zoon leek met de beste bedoelingen te willen strijden voor zijn vader en wilde voorkomen dat die verder achteruit zou gaan als dat kon worden vermeden.

Het gesprek wordt nu op een andere wijze aangegaan, namelijk door het stellen van socratische vragen:

- Als u ziet hoe uw vader er nu aan toe is, wat valt er dan feitelijk nog te winnen?
- Wat kunnen we nog verwachten aan functieverlies, wat zou dat voor hem betekenen, en waarop kunnen we nog hopen?
  De zoon neemt aan dat je door meer tegemoet te komen aan de veronderstelde behoefte aan rust van vader op een point of no return komt en dat hij dan nog sneller achteruit zal gaan. Het punt is dat er geen garantie te geven is voor het verdere verloop en de snelheid daarvan. En is overbelasting van deze hoogbejaarde man niet zowel fysiek als psychisch belastend?
- De zoon is vaker gevraagd om vader meer rust te geven, en net zo vaak heeft hij hier geen gehoor aan gegeven. Er is kortom sprake van een patroon, zodat voor een ander effect ook een andere insteek nodig is.
  Een hypothese is dat de voorstellen van de begeleiding voor de zoon betekenen dat zij minder zorg willen geven of minder contact met vader willen maken en hem minder willen stimuleren, dan wel dat zij zijn verval zonder voorbehoud accepteren. Hierop zijn verschillende reacties te geven:
  - Meer bedrust wordt omgeven met meer zorg en afgesproken momenten van (een poging) tot contact.
  - Er wordt afgesproken om vader te volgen in zijn contactmogelijkheden en ook bij te houden of er werkelijk sprake is van vermindering van onrustig gedrag, zonder dat dit leidt tot sufheid en veel slapen. Er kan worden afgesproken om dit de komende maand gericht en gestructureerd te observeren. Dit past trouwens ook bij de vroegere aard van vader, die als docent precies alles wilde bijhouden en evalueren.

5.3 Reactiveren of vegeteren?

Tabel 5.1 De zeven stadia van alzheimerdementie op hogere leeftijd (Reisberg et al. 2011)

fase	stadium	verlies van vaardigheden
fase 1	Geen cognitieve achteruitgang. Normaal functioneren (in vergelijking met 5 tot 10 voorgaande jaren).	Niet van toepassing: zowel de persoon zelf als diens omgeving ervaren geen achteruitgang in het werk, het sociaal functioneren of op anderen gebieden.
fase 2	Zeer lichte cognitieve achteruitgang. De persoon zelf ervaart ouderdoms- vergeetachtigheid; anderen valt dit niet op.	Vergeetachtigheid voor o.a. namen, afspraken of plaatsen waar bezittingen zijn weggelegd. Subjectief ervaren problemen in woordvinding. Geen objectief bewijs voor problemen bij complexere activiteiten, bijv. in het werk of bij sociale contacten.
fase 3	Lichte cognitieve achteruitgang, grensgebied van beginnende dementie.	Er zijn objectieve, waarneembare problemen bij veeleisende bezigheden. Anderen merken dat de dagelijkse werkzaamheden niet goed meer verlopen. Kan zich niet meer oriënteren in een onbekende omgeving (zoals tijdens vakanties), wat soms leidt tot dwalen. Bekende, routinematige bezigheden, zoals boodschappen doen, koken en bekende plaatsen buitenshuis opzoeken, leveren geen problemen op.
fase 4	Matige cognitieve achteruitgang. Beginnende alzheimerdementie.	Moeite met en problemen bij dagelijkse activiteiten als boodschappen doen, dagelijks beheer van de financiën, een etentje of verjaardagsfeest voor verscheidene mensen thuis organiseren. De zelfverzorging verloopt zonder problemen.
fase 5	Matige tot ernstige cognitieve achteruitgang. Gevorderde alzheimerdementie.	Moeite met eenvoudige vaardigheden in de zelfzorg, zoals het kiezen van juiste en bij elkaar passende kleding. Bij het baden is hulp nodig, het overzicht daarbij neemt af. Met stimulans, aanwijzingen en incidentele hulp bij deelhandelingen is de zelfverzorging toereikend. Een aangereikt kledingstuk wordt goed aangetrokken.

Tabel 5.1 De zeven stadia van alzheimerdementie op hogere leeftijd (Reisberg et al. 2011) (vervolg)

fase	stadium	verlies van vaardigheden
fase 6	Ernstige cognitieve achteruitgang. Vergevorderde alzheimerdementie.	Sterk verminderde mogelijkheden tot het zelf kleden, baden en het in goede banen leiden van de toiletgang. Bij deelhandelingen als het aantrekken van broek en hemd is steeds vaker hulp nodig of moet dat worden overgenomen. Kledingstukken worden niet meer in de juiste volgorde aangetrokken. Bij het wassen en aankleden is voortdurend toezicht en regelmatig overnemen van handelingen nodig.
		Meestal dienen problemen zich in deze volgorde aan:
		A. problemen met het aankleden (bijv. nachtkleding over gewone kleding aantrekken, sluitingen niet of verkeerd gebruiken);
		B. hulp nodig bij het in en uit bad komen, bedienen van de kranen, afdrogen; soms ontstaat angst voor water;
		C. onvermogen tot zelfstandig toiletbezoek en het verrichten van alle daarbij nodige handelingen (adequaat gebruik toiletpapier, kleding in orde brengen);
		D. incontinentie voor urine;
		E. incontinentie voor ontlasting.
fase 7	Zeer ernstige cognitieve achteruitgang. Eindstadium dementie.	Het vermogen tot spreken en eenvoudige motorische handelingen neemt af (bijv. een beker vasthouden en drinken). Overnemen van alle zorghandelingen wordt nodig. De persoon raakt uiteindelijk bedlegerig en geheel bewegingloos, waarbij de lighouding steeds meer in elkaar gekromd is.

5.3 Reactiveren of vegeteren?

Tabel 5.1 De zeven stadia van alzheimerdementie op hogere leeftijd (Reisberg et al. 2011) (vervolg)

fase	stadium	verlies van vaardigheden
		Binnen deze fase treden doorgaans de volgende substadia op: A. de woordenschat neemt af tot minder dan zes woorden; B. begrijpelijke woordenschat wordt hooguit een woord; C. verlies van loopvermogen[a]; D. verlies van vermogen tot rechtop zitten; E. verdwijnen van het vermogen tot glimlachen; F. het hoofd niet meer rechtop kunnen houden.

[a]huidig niveau van functioneren van cliënt.

- Als vader inderdaad oververmoeid is, zo wordt geopperd, zou het bieden van meer rust het contact misschien zelfs juist (tijdelijk!) wat kunnen verbeteren. Om de angst van de zoon dat zijn vader 'verpietert' weg te nemen, worden regelmatige korte vinger-aan-de-polscontacten gelegd of wordt zijn bed (als het daar rustig is) in de huiskamer wordt geplaatst.

We mogen er niet van uitgaan dat 'wie zwijgt toestemt'. En evenmin dat 'wie niet pertinent tegenspreekt, ook instemt'. Weliswaar hebben zorgverleners en behandelaars af en toe voorzichtig geopperd dat meer bedrust en comfort voor vader beter zou zijn, maar op de pertinente afwijzing daarvan door de zoon hebben zij het zo gelaten. Het is mogelijk dat de zoon daardoor het idee kreeg dat de betreffende professionals niet zo zeker waren van hun voorstel, anders zouden zij toch wel duidelijker stelling hebben genomen? Een heldere en ferme opstelling zal bij de zoon op even ferme en wie weet emotionele tegenspraak stuiten. Dat kan over en weer echter ook positief geïnterpreteerd worden: 'U vecht voor uw vader en dat waardeer ik ... en feitelijk doe ik dat nu ook, want in het belang van uw vader moet ik u tegenspreken.'

De consulent adviseert hem meer rust te bieden, in de vorm van enkele uren bedrust verdeeld over de dag, een beter op zijn passiviteit afgestemde stoel, samen met verdere ondersteunende interventies en activiteiten vanuit de complementaire zorg (massage, snoezelen). De zoon kan vader 's avonds gewoon blijven bezoeken, want het dagritme van vader wordt daarop afgestemd. Daarnaast wordt met een eenvoudig registratieformulier goed bijgehouden wat de effecten op zijn welbevinden en zijn (on)rustige gedrag zijn. Zo wordt voor ieder zichtbaar wat deze verandering met hem doet. Op grond daarvan wordt na zes weken het verdere beleid bepaald.

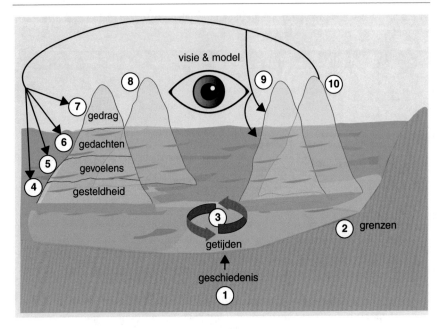

Figuur 5.4   IJsbergmodel XXL bij 'Reactiveren of vegeteren?'

5.3.4   DE TERUGBLIK

In het ijsbergmodel in fig. 5.4 zien we vooral interventies van het team richting de familie en van het team richting de cliënt. Waarom is het gegaan zoals het ging? Waarom duurde het zo lang voor er om extern advies werd gevraagd? Het speelde wellicht mee dat de achteruitgang geleidelijk verliep, en ook de pertinente opstelling van de zoon, natuurlijk. Methoden die hier kunnen worden ingezet zijn onder meer het besluitvormingsprotocol, de dilemmamethode of het moreel beraad (zie ook par. 3.4 Besluitvorming in moeilijke situaties).

Op grond van het ijsbergmodel XXL zijn interventies gericht op de zoon en op diepere lagen van de cliënt (fysieke rust, comfort) en worden de effecten daarvan gemeten aan de hand van waarneembaar gedrag (waken/slapen, roepen). Een resolute weigering of het heel kordaat aangeven van de noodzaak van een koerswijziging kan de verwanten overigens meteen of later ook geruststellen. 'Blijkbaar is dit echt nodig.' Wel stelt zo'n insteek hoge eisen aan de communicatieve vaardigheden. Soms kan daarvoor een onafhankelijke consulent of expert worden ingeroepen.

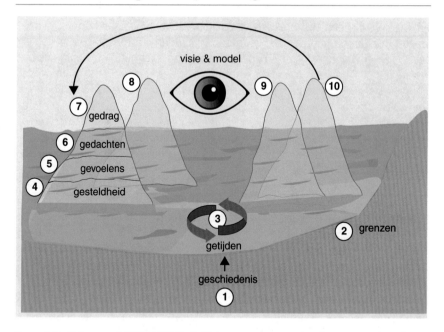

Figuur 5.5   IJsbergmodel XXL bij 'Wie de kleine stap niet eert, doet het grote verkeerd'

5.4   WIE DE KLEINE STAP NIET EERT, DOET HET GROTE VERKEERD

Zich zelfstandig wassen en kleden, de weg naar het toilet weten of koffie zetten, het zijn maar enkele voorbeelden van vaardigheden die bij dementie en andere hersenproblemen langzaam verdwijnen. Hoe leer je ze weer aan? Een methode om ervoor te zorgen dat iemand een bepaalde taak weer kan uitvoeren is *foutloos leren*. Daarbij wordt iemand vanaf het begin stap voor stap zo begeleid dat deze geen ruimte krijgt om in de fout te gaan. Anders is het enige wat iemand leert de fout zelf te herhalen.

In het ijsbergmodel in fig. 5.5 zien we dat de interventies vooral direct gericht zijn op het cliëntgedrag.

5.4.1   HOE LEERT U? EN UW PARTNER?

Hoe krijgt u een nieuw elektronisch apparaat onder de knie? Een bekende aanpak is die van trial-and-error: u drukt lukraak op knoppen, merkt wat voor effect dat heeft en vindt zo al doende uit hoe het apparaat werkt. Zo'n aanpak kan effectief zijn, maar vereist een snel brein en een grote kleefkracht van het kortetermijnge-heugen. Jongeren zijn hier in het voordeel. Een andere route is stap voor stap en logisch te werk gaan, en bij elke hapering teruggaan naar het punt waar je de be-diening nog wel begreep. Vanaf dat punt bekijk je dan de instructie opnieuw, be-paal je nauwkeurig de volgende handeling en begin je van voren af aan. Foutloos leren lijkt op deze laatste manier. Er zijn aanwijzingen dat (ook) mensen met de-mentie met deze strategie nog de kans hebben zich iets nieuws eigen te maken of een vaardigheid die ze eerder wel bezaten weer te kunnen toepassen. In het kader wordt besproken hoe deze methode eruitziet en wat de verschillen zijn met ande-re leerstijlen.

Leren: gewoon, met en zonder fouten

Het 'gewone' leren

Wie herinnert het zich niet hoe je na lang blokken een proefwerk maakte, waarna je dagen (of weken) later je werk terugkreeg, met een cijfer en de met rood onderstreepte fouten. Het vereist achtergrondkennis, overzicht en redeneervermogen om hier echt iets van te leren. Wat had ik precies fout, wat was het goede antwoord, en hoe doe ik het een volgende keer beter? Overigens kwam die volgende keer er meestal niet, want de lessen gingen al weer over het volgende onderwerp. Onzekere en/of wat minder begaafde leerlingen verloren zo al gauw hun gevoel van eigenwaarde, raakten bij elk nieuw onderwerp gespannen en legden uiteindelijk het hoofd in de schoot.

De 'nulfoutenmethode'

Bij deze aanpak geeft de begeleider niet de fouten aan, maar krijg je het werk terug met de opdracht om zelf de fouten te zoeken of krijg je aanwijzingen om de fouten te vinden. Dat bevordert de zelfstandigheid en het eindresultaat. Soms wordt die cirkel enkele keren uitgevoerd, tot voor iedereen het maximale resultaat is behaald. Ook van de nulfoutenmethode leer je niks als je niet al enige kennis hebt en enigszins in staat bent tot kritisch denken en redeneren.

Foutloos leren

Maar wat moet je doen als iemand niet beschikt over redeneervermogen en de knowhow over de te volgen stappen? Dan kun je het proberen met de methode van foutloos leren. Hierbij worden het impliciete geheugen en automatische vormen van leren aangesproken, niet het geheugen voor 'feiten' (expliciet geheugen). Het impliciete geheugen en het vermogen tot automatisch leren (impliciet leren) blijven langer intact.

5.4 Wie de kleine stap niet eert, doet het grote verkeerd

Bij foutloos leren wordt de taak onderverdeeld in stappen die zo klein zijn dat falen bijna uitgesloten is. Aan elke stap gaat instructie, voordoen en eventueel samen doen (beweging leiden) vooraf, waarna die stap wordt herhaald tot die goed wordt gezet. Mocht er desondanks sprake zijn van falen, dan wordt de stap nog verder opgedeeld in deelstappen, die achtereenvolgens worden aangeleerd. De handelingsvolgorde van vroeger kan vertrekpunt zijn voor het stappenplan; zo wordt gebruikgemaakt van geautomatiseerde patronen uit het impliciete geheugen.

Foutloos leren staat haaks op leren door trial-and-error oftewel 'al doende leren'. Evenmin wordt uitgegaan van het einddoel, zoals in: 'Het is tijd om te ontbijten, gaat u zich wassen?' Het gaat juist om de allereerste haalbare stap. Bijvoorbeeld bij het wekken: 'Kijkt u me even aan … Ja, goed zo … komt u maar even omhoog, jaaa, dank u … nu even de benen naast het bed, … zet uw voeten goed op de vloer … ja nu kunt u …'

Door te voorkomen dat iemand in de aanleerfase fouten kan maken, zal alleen de goede respons worden opgeslagen en dus onthouden. De ruimte om fouten te maken wordt verkleind en dat beperkt de onzekerheid en voorkomt dat fouten worden opgeslagen in het langetermijngeheugen, en zo steeds opnieuw worden gemaakt. Het expliciete geheugen, waarmee fouten worden opgemerkt en verbeterd, is immers verstoord. Alleen ezels stoten zich geen tweemaal aan dezelfde steen; mensen zijn er een kei in. Onderhoud is behoud: zo nu en dan volgen opfrissessies om het effect van de training vast te houden. Daarnaast zal er, als de reeks eenmaal goed uitgevoerd wordt en meermalen vertoond is, gebruik worden gemaakt van 'vanishing cues'. Dat betekent dat de instructies, het voordoen en ook eventuele visuele aanwijzingen na verloop van tijd worden verminderd totdat iemand de taak ook zonder aanwijzingen kan volbrengen of anders met enkele onmisbare aanwijzingen, natuurlijk.

De persoonlijke aanspreekvorm wordt afgestemd op het individu, bij de een zal die warm en betrokken zijn, bij de ander meer neutraal en zakelijk. Verder wordt elke goed uitgevoerde stap of deelstap positief benoemd.

De begeleider is proactief, anticipeert op mogelijke fouten en aarzelt niet om in dat geval in te grijpen, door direct terug te schakelen naar een vorige stap en aanwijzingen te geven voor de volgende. Er worden geen open vragen gesteld, want die zetten de deur open naar gissingen en leiden tot fouten die blijven hangen als 'juist'.

Voor deze methode zijn procedures uitgewerkt voor uiteenlopende dagelijkse vaardigheden, zoals de tafel dekken, de tv bedienen, zich scheren, de planten water geven en opstaan na een val. In het kader staat de procedure voor het zelf dranken verdikken bij slikproblemen.

Stappenplan om zelf dranken te verdikken

1. Pak een glas.
2. Vul het glas met de drank.
3. Pak de bus verdikkingsmiddel.
4. Haal de deksel van de bus.
5. Pak het maatschepje.
6. Doe één maatschepje poeder in het glas.
7. Roer 20–30 seconden.
8. De drank kan opgedronken worden.
(uit Werd et al. 2013)

Begin jaren zestig onderzocht Brenda Milner hoe iemand met geheugenproblemen een nieuwe motorische vaardigheid aanleerde, in dit geval tekenen in spiegelbeeld. Na veel oefenen verbeterde de vaardigheid, maar merkwaardig genoeg kon de persoon zich niets van de vele herhalingssessies herinneren. Ook werden de eigen tekeningen niet herkend. Kennelijk kun je dus leren zonder bewuste herinnering eraan. Dit betreft het verschil tussen het *wat* (expliciet geheugen) en het *hoe* (impliciet geheugen), bijvoorbeeld tussen het bewust aanleren van de koppeling en het schakelmechanisme tijdens de eerste autorijles en het later automatisch bedienen daarvan.

5.4.2 NEE, IK BLIJF LIGGEN

Wie meneer Willems, bekend met korsakovdementie, vraagt uit bed te komen om te eten, loopt steevast een blauwtje. Hetzelfde gebeurt als je hem vraagt te douchen. Meestal draait hij zich dan van je af en mompelt dat hij nog even blijft liggen. En van dat uitstel komt afstel, tot hij later in de middag zelf in zijn ondergoed in de huiskamer verschijnt. En dat later wordt steeds later.

Als je meneer Willems herhaaldelijk en steeds opnieuw uitnodigt, raakt de zorgverlener gefrustreerd en wordt meneer Willems steeds geprikkelder en afwerender. En daardoor schuift zijn dagritme steeds verder op. Als hij zich wel verzorgt, blijken de afzonderlijke vaardigheden weliswaar in zijn arsenaal te zitten, maar slaat hij stappen over.

Wat kun je nu doen rond het uit bed komen en aanvangen met de zelfzorg? Daartoe wordt deze taak eerst opgedeeld in de nodige deelstappen om uit bed te komen, zoals oogcontact maken, de deken wat naar onder stropen en rechtop komen zitten, de benen naast het bed zetten ... Elk van deze deelstappen worden aangeleerd tot hij die juist uitvoert, en anders begin je weer van voren af aan. En dat doe je niet door hem dat te vragen, maar door het tegen hem te zeggen of het hem voor te doen.

Is hij eenmaal aan de slag, dan volstaat het om bij elke deelstap die hij afrondt een signaal te geven voor de volgende: 'Ja, de buik is nu klaar, nu gaat u even naar uw benen …' Korte reminders zijn dan voldoende. Daarbij wordt zijn eigen, inmiddels vertrouwde volgorde aangehouden. Na twee maanden is het ritme zo ingesleept, dat hij de taak zelfstandig uitvoert; 's ochtends is soms alleen een korte wake-upcall nodig, en soms moet je even bij hem blijven en vragen of hij oogcontact maakt en een hand geeft, waarna hij zijn routine opstart. Na een terugval en zorgweigering wordt dan opnieuw, met meer nadruk, het protocol van foutloos leren doorlopen.

5.4.3   FOUTLOOS LEREN VOOR WIE? EN WAT?

Foutloos leren is in elk geval geschikt voor mensen met diverse vormen van dementie, waarbij de beperkingen in cognitieve domeinen nog relatief klein zijn, voor mensen met chronische problemen, zoals niet-aangeboren hersenletsel of het Korsakov-syndroom, en alleen voor geselecteerde taken die voor de betreffende persoon zinvol zijn. Kwaliteit van leren staat in dienst van kwaliteit van leven.

5.5   SPOKEN IN HET HOOFD

5.5.1   DE NOODKREET

'Ze doet het erom, ze haalt het bloed onder je nagels vandaan! Ze gaat precies zo in de gang liggen dat je er niet langs kunt. Ze gooit met kopjes op haar kamer. Als ik haar vraag wat in haar omgaat of wat er loos is, dan komt ze met vreemde reacties als "mijn dochter is dood" (ook als die net op bezoek was), of "jij gaat dood". Natuurlijk zeggen wel meer mensen hier gekke dingen, maar het is zo vreemd en ontregelend: ik weet me er geen raad mee …. Wat moeten bezoekers wel niet van ons denken, als wij iemand zomaar op de grond laten liggen? Maar het heeft geen zin: als we haar overeind helpen, ligt ze er na vijf minuten weer! Ik heb alles geprobeerd: haar boos toegesproken, lief en warm getroost, gepoogd te beredeneren dat ze zichzelf het leven zo minder leuk maakt. Maar niks heeft geholpen. Deze vrouw hoort in de psychiatrie thuis!'

5.5.2   DE SITUATIE

Het rustige en aangename leven van mevrouw Smit, met een lieve man, dochter en bezigheden thuis, verandert als haar man na een kort ziekbed overlijdt. Ze raakt in een depressie, met psychotische belevingen, zoals dat zij verdoemd is en er demonen achter haar aan zitten. Vele psychiatrische opnames en behandelingen baten niet, elektroshocktherapie evenmin. Is het dan reëel om te verlangen dat je haar in een zorgsetting wel kunt behandelen? Ook op de afdeling voor mensen met bijzondere problematiek valt ze buiten de boot.

Ze kan luide uitspraken doen die, door de combinatie van toon en inhoud, in haar omgeving een emotionele schokgolf veroorzaken. Dan klinkt er een akelig 'Mijn dochter is verongelukt!' over de gang (terwijl deze net op bezoek is geweest), of hoor je: 'Het is een rotstreek, het is niet eerlijk!' Een gesprek hierover houdt ze af. Medebewoners ergeren zich zo en reageren zo negatief op haar, dat zij zich terugtrekt op haar kamer. Of ze wordt daar voor haar eigen veiligheid en bestwil maar naartoe gebracht. Daar gaat ze weer in bed liggen. Zal ze daardoor niet haar dagnachtritme gaan omkeren? Nadat haar kamerdeur daarom overdag op slot gaat, gaat ze in het gangpad op de grond liggen, 'natuurlijk net voor de kamer waar je moet zijn'. Kortom: je raakt van de regen in de drup.

Hoe moet je nu tegen deze situatie aankijken? De lijdensdruk is hoog, ook voor de zorg. Het is zinvol om eerst te achterhalen wat de situatie voor hen zo moeilijk maakt. Pas als ze daartoe vrij zijn in hun hoofd kun je met hen praten over een andere aanpak.

Maar wat die andere aanpak moet zijn, is nog niet zo eenvoudig. Opvallend is dat elke ingreep tot nu toe weer andere ellende teweeg heeft gebracht. Op grond van basiskennis over psychotische stoornissen, haar algehele kwetsbaarheid en enkele opgedane ervaringen wordt de hypothese opgesteld dat de draagkracht van mevrouw niet groot is, dat de huidige situatie haar nauwelijks of geen positieve prikkels biedt, en dat bij het bepalen van wat positief voor haar zou kunnen zijn, vermoedelijk ook niet te veel moet worden gedacht aan groepsgewijze, algemeen sociaal aanvaarde, diepgravende contacten. Omdat sociale afstemming voor haar zo moeilijk is, lijkt het ook niet zinvol te denken aan groepsbezigheden of aanwezigheid in de groep. Maar wat kun je haar dan wel bieden?

5.5.3   DE AANPAK

Opvattingen van het team

In het ijsbergmodel in fig. 5.6 zijn de interventies gericht op het gedrag en de beleving van de teamleden, op de beleving van de cliënte en op de wisselwerkingen daartussen.

In het teamoverleg wordt gevraagd naar ervaringen met haar. Daarop geven drie teamleden hun reactie. Daarna volgt een vruchtbaarder en rationele bespreking ervan.

5.5 Spoken in het hoofd

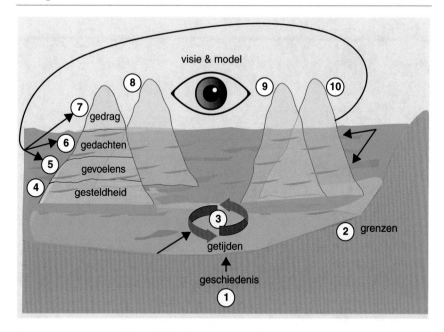

Figuur 5.6 IJsbergmodel XXL bij 'Spoken in het hoofd'

Myra:

'Ze hoort hier niet, wij kunnen dit niet aan. Zo'n mens hoort in de psychiatrie thuis!' 'Wij schieten te kort'

- Daar verbleef ze jarenlang en kreeg ze ongeveer alle denkbare behandelingen, zonder effect. Niet onbelangrijk is dat de dochter haar moeder door alle organisaties heen goed heeft kunnen volgen. Ook al voelen wij het anders: ondanks de problemen van nu gaat het hier eigenlijk het 'beste' met haar sinds haar man overleden is.
- Het team ervaart hun inbreng met betrekking tot mevrouw als onvoldoende. Maar de dochter geeft, desgevraagd door een buitenstaander, een ruime voldoende aan de manier waarop met moeder wordt omgegaan (7,5 tot 8). Dat had het team nooit verwacht, en dat mogen ze eens goed tot zich door laten dringen.

Lisette:

'Dat zij in de gang op de grond ligt en wij dat toelaten: ander familiebezoek denkt vast: "Wat is dat voor personeel!"'

- Wat mevrouw aangaat: op de grond gaan liggen is voor haar ongemakkelijk en oncomfortabel. Bovendien is het onveilig in verband met struikelgevaar voor anderen, en het ziet er ook raar uit. Een idee is haar een kussentje en een felgekleurde sprei te geven. Dan ziet iedereen dat er aandacht aan is besteed, en dat het niet gaan om een valincident waarvoor alarm moet worden geslagen. Ze gaat echter niet alleen uit zichzelf liggen, ze kan ook zelf opstaan.
- Maar wacht eens even: ze is op de grond gaan liggen sinds haar kamer afgesloten werd om te voorkomen dat ze overdag in bed kruipt … en nu ligt ze ook, maar op de grond en op een harde vloer! Is het middel hier niet erger dan de kwaal? En wat willen we eigenlijk van haar? Ze kan zich niet handhaven in de huiskamer, we willen haar niet op haar kamer (in bed), en nu ook al niet op de gang, zo blijft er weinig voor haar over.

Karin:

'Ze is asociaal!' 'Ze doet dit allemaal expres!'

- Inderdaad zet ze met haar uitspraken de huiskamer op stelten; dat was ook de reden dat zij meer op haar kamer bleef, totdat deze op slot ging. Natuurlijk kun je door haar psychiatrische en mentale problemen minder van haar verlangen. In de huiskamer vertoeven lukt nu niet, op de gang willen we niet. Wat als we haar weer toestaan om op haar kamer te zijn? En als we dan voorkomen dat ze steeds op bed gaat liggen door vaste contacten, op een manier die ze – hopelijk – wel aankan?
- Laten we niet alleen bevestiging zoeken voor onze negatieve opvattingen. Zo blijkt ze tijdens kerkdiensten kalmer te zijn. Maar mag je daaruit concluderen dat 'ze haar gedrag dus onder controle heeft' en het dus expres doet? Je kunt net zo goed zeggen dat ze het soms tijdelijk kan onderdrukken. Na afloop zie je wel eens dat ze daarna drukker dan gewoon is of dat ze drukker reageert bij spanning en veel verkeer. Je kunt evengoed waarderen dat zij zich tijdelijk kan en wil beperken in haar uitingen.

5.5 Spoken in het hoofd

Interventies bij mevrouw

Een probleem komt zelden alleen. Niet alleen is mevrouw Smit na het overlijden van haar man terechtgekomen in een voor ons moeilijk toegankelijke, onaangename leefwereld. Door haar pogingen grip te krijgen op haar probleemgedrag is er ook nog een vicieuze cirkel ontstaan met haar leefomgeving. Op grond van opgedane ervaringen en observaties wordt een omgangsplan gemaakt. In vogelvlucht zijn de belangrijkste kenmerken: het zorgen voor enige voorspelbaarheid in haar dagpatroon, het terugdringen van de negatieve sfeer die zich rondom haar heeft ontwikkeld, en het aansluiten op de nog resterende mogelijkheden wat betreft contact en dagbesteding. Laten we bekijken hoe dat is vormgegeven.

Toewerken naar meer voorspelbaarheid

Als mevrouw Smit op de gang gaat liggen geeft dat gedoe: kritiek, gemopper en soms ook onthutste alarmsignalen van bezoekers. Het kan ook niet prettig voor haar zijn als je daar ligt en iedereen schuifelt zo vlak langs je heen. Je kunt je met recht afvragen of zij ermee gediend is als we deze situatie in stand houden. Daarom wordt er nu voor gekozen om haar kamer open te laten en te bezien hoe ze zo nu en dan uit bed gehaald kan worden. Naast de maaltijdmomenten wordt extra structuur geboden door elke dienst één teamlid het contact te laten onderhouden. Dit teamlid zal elk dagdeel op een vaste tijd bij haar binnenlopen om bij haar te zijn. Let wel: ze lijkt overgevoelig te reageren op het stellen van eisen, misschien door haar depressie. Of ze kan moeilijk vatten wat er bedoeld wordt vanwege haar psychotische, chaotische belevingen. Het is al mooi als ze je kan verdragen, zonder dat er een wisselwerking is. De lat wordt op diverse manieren verlaagd, bijvoorbeeld door het volgende te zeggen: 'Luister ik kan niet verder met je praten, maar wil alleen even kwijt dat …' Een andere variant van 'contact zonder contact' is: 'We hoeven niet te praten; als ik hier kan uitrusten ben ik helemaal tevreden.' Gedrag en lichaamstaal onderstrepen vervolgens het gezegde.

Negatieve sfeer verminderen

Als medebewoners negatief op haar reageren, accepteert de begeleider *beiden*. 'U hebt last van mevrouw Smit. Dat snap ik, maar ik weet ook dat mevrouw dit niet expres doet. Zij heeft het ook moeilijk.' Vervolgens komt de begeleider met een voorstel of actie om de zinnen te verzetten, zonder drama. Overigens blijken achteraf de lichaamstaal en uitspraken van begeleiders de meeste invloed op de omgeving te hebben, door er extra op te letten en zich zorgzaam te gedragen (in plaats van te negeren of corrigeren). Zo verbetert de sfeer allengs. Een andere interventie is om de hele dag door in haar bijzijn positieve opmerkingen te maken, maar zo dat ze er niet op hoeft te reageren. Het hoeft niet altijd persoonlijk en evenmin concreet te zijn. 'Ha, ik voel me lekker.' 'Het gaat goed hier.' 'Ik heb er zin in.'

De sociale lat verlagen

Als communiceren op inhoudelijk niveau niet meer lukt, kan het vaak nog wel op emotioneel vlak. Bij mevrouw Smit moet de insteek niet persoonlijk en niet emotioneel zijn. Persoonlijke vragen, zoals 'Hoe gaat het?' – of nog erger 'Hoe voelt u zich?' blijken te bedreigend voor haar te zijn. De sleutel blijkt te zijn: niet aandringen; minder persoonlijk is beter voor haar. Zit haar niet op de huid. Ga niet recht tegenover haar zitten en oogcontact maken: dat geeft haar het gevoel dat ze iets met je 'moet'. Stel daarom ook geen vragen. Bij de vaste minicontacten op haar kamer neemt de begeleider drinken en eten mee, en geeft terloops aan: 'Als u ook wilt, mag u gerust wat pakken, hoor.' De begeleider kan ook iets zeggen waarop geen reactie nodig is, 'Ha, tijd voor mijn rustmomentje bij u.' 'Ik kom hier alleen even uitrusten, hoor, laat me maar.' 'Ik hoop dat mijn collega's me niet vinden bij u, wat moeten ze dan wel niet van me denken!' Mevrouw Smit zegt dan verder niets, maar kijkt wel geamuseerd toe. Bloopers en roddels op de afdeling vinden veel aftrek bij haar.

Dagbesteding op maat

Als verdere invulling van de minicontacten op haar kamer dient zich van alles aan: iets zeggen over haar geboorteplaats Vlissingen, een koetjes-en-kalfjesgesprek, iets zeggen over wat er in haar kamer te zien is of over haar kleding en sieraden, of luisteren naar muziek (bijv. van het koor waarin zij vroeger zong). Een grapje of gekkigheid (karaoke voor haar opvoeren) slaat ook aan.

Geschikt lijken ook bezigheden met een 'doe-karakter', van routinematige aard, en activiteiten waarbij zijzelf het tempo kan bepalen. Voorbeelden zijn het samen doen van een boodschap, samen schoonmaken of haar kamer opruimen en verblijf in de binnentuin. Tijdens lichtere psychotische ervaringen kunnen afleidende bezigheden helpen, zoals haar hardop laten tellen, ervaringen in een dagboek laten schrijven, de aandacht op de ademhaling richten en een ademhalingsoefening doen. Andere mogelijkheden zijn een douche, gorgelen met water en luisteren naar muziek.

5.5.4 DE TERUGBLIK

De beschreven aanpak was feitelijk gebaseerd op de antwoorden op een paar simpele vragen. Op welke momenten ging het nog redelijk met haar? Wanneer zag je haar nog glimlachen of zag je dat iets haar nog raakte? Hoe is haar spanning en stress te verminderen? Wat kan ze aan en wat wellicht niet meer? Het is moeilijk te zeggen wat het relatieve aandeel was van welk onderdeel van de aanpak. Soms werd de uitvoering belemmerd doordat teamleden vervielen in hun oude opvattingen, maar vooral de komst van nieuwe teamleden en flexwerkers gaf terugval te zien wat betreft verbale onrust en op bed liggen. Maar de aanhouder wint.

Het weer openstellen van haar eigen kamer bleek een gouden zet: niet alleen ging ze niet langer in de gang liggen, ook bleek dat ze, als ze in haar bed ging liggen, meestal na een simpele aansporing bereid was er weer uit te komen. 'Ik ga hier niet zitten als u ligt te ronken in bed; kom maar in deze stoel zitten.' Het team bestond uit helpers, oftewel mensen met een grote gevoeligheid voor andermans nood. Maar ook vastere gewoonten zijn af te leren. Het lukte menigeen de schijn van desinteresse te wekken. En zo ontstonden er onverwacht nieuwe openingen: zo ging zij op een gegeven moment als er iets te vieren was of de sfeer net kalm en sfeervol was, uit zichzelf kalm in de woongroep zitten. En soms zie je de beloning van maandenlang volhouden in een enkel moment. Na een kort bezoek op haar kamer krijgt begeleidster Karin, die mevrouw als asociaal zag en niets van haar moest hebben, ineens van haar een kus op de wang. Ze spreekt er opgetogen over, wel dagen lang. 'Op de beleving gericht' betekent in dit geval dus juist niet de ander dicht op de huid zitten of indringende vragen stellen.

5.6 DE GROEP: ANDERS DAN DE SOM DER DELEN

5.6.1 DE NOODKREET

'Soms weet ik niet meer waar ik mee bezig ben, wat ik allemaal moet doen en laten. Er is zoveel afgesproken, dat is niet meer bij te houden!' Aan het woord is een begeleidster van een afdeling voor mensen met bijzondere problemen, zoals hersenbeschadiging door alcoholmisbruik, een typische persoonlijkheid of niet-aangeboren hersenletsel. Als het voor haar soms al moeilijk is, dan kun je wel nagaan hoe dat is voor een invaller of nieuw teamlid.

En stel 20 bewoners hebt, waarvoor voor elk gemiddeld 8 begeleidingsafspraken zijn gemaakt. Dan kom je op 160 regels die je moet kennen. Dat is niet alleen voor een invaller, flexer of nieuw teamlid een onmogelijke opgave. Waar begin je te lezen in zorgplannen, en hoe krijg je snel houvast voor wat je moet doen en laten? Als je moet gaan graven in je geheugen, kom je onzeker over en ben je de regie al snel kwijt.

5.6.2   DE SITUATIE

Bij de specifieke doelgroep met persoonlijkheids- en stemmingsproblemen, en/of vroeger alcoholmisbruik treden andere bijzondere situaties op. Deze mensen waaieren overdag vaak uit over de zorginstelling, zijn 'hangoudere' in het restaurant of de rookruimte, of nemen deel aan bezigheden in en buiten de instelling. Spanningen ontstaan als zij de afdeling opkomen voor de maaltijd. Dan blijkt het zaak dat de begeleider aandachtig aanwezig is en de regie neemt, en dus niet meer bezig is met iets anders, zoals medicatie uitdelen. Uit ervaring blijkt dat het gunstig werkt als de huiskamer er bij binnenkomst ordelijk uitziet en dat eventuele frustraties en ergernissen voor binnenkomst bijgelegd zijn. Dat betekent dat je als begeleider voor de maaltijd ook buiten de afdeling de ronde doet en met elke bewoner een praatje maakt, de vinger aan de pols houdt. Het werkt ook goed om ieder ruim voor het middageten een reminder te geven om naar de afdeling te komen, zodat zij zich naar hun idee niet hoeven te haasten of het gevoel krijgen onder druk gezet te worden.

Vaak gaan de conflicten om territorium en om eigen regie. Wie zit waar, wie bepaalt op welke zender de tv staat? De ene grote tafel die je vaak in kleinschalige pg-woningen ziet is hier vervangen door meerdere kleine, en dat is niet zomaar. Langdurige conflicten over op welke zender de tv 's avonds kwam te staan mondden soms uit in schelden en slaan. Deze conflicten bleken in deze woongroep alleen te voorkomen door de begeleider het beheer over de afstandsbediening te laten houden, die vervolgens elke avond als bemiddelaar optrad.

Spanningen tussen bewoners en negatieve opmerkingen over en weer vragen om een alerte maar ook ontzenuwende aanpak. 'Wat u zegt klinkt niet aardig, ik stel voor dat we nu gaan …' 'Wordt hier met twee maten gemeten? Misschien nu, maar ik zal het daar later met u over hebben!' 'Het is fijn als u bij me blijft zitten.' Bij gedrag dat de groep irriteert, kan de begeleider de neiging hebben om iemand naar diens kamer of van de afdeling te sturen. Dat is natuurlijk krenkend voor de persoon in kwestie en geeft er ook een onnodige negatieve lading aan. Luidkeels bullebakken is ook een verkeerd voorbeeld. Hetzelfde of een beter effect kan op een prettiger manier worden bereikt. 'Het gaat niet goed zo, ik maak me zorgen. Kom even, dan praten we erover.' 'Karel, kom even bij me, ik heb je nodig.' Als begeleider kun je beter niet zelf boos worden, maar gespeeld onthutst reageren kan weer wel een goede spiegel zijn: 'Maar wat zegt u nu? Daar schrik ik van. Zo ken ik u niet!'

5.6.3   DE AANPAK

Bij de noodkreet kwam naar voren dat het als begeleider moeilijk is overzicht te krijgen over alles wat er is afgesproken. Daarvoor is een groepsplan ideaal. Niet als vervanger van de individuele plannen, maar als startpunt en aanvulling erop. Voor

5.6 De groep: anders dan de som der delen

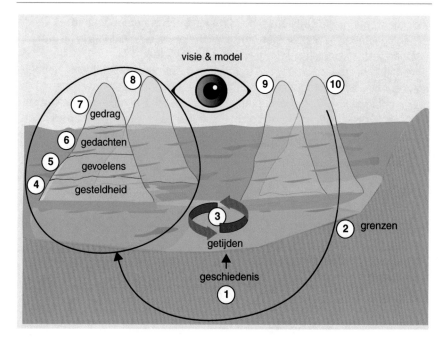

Figuur 5.7 IJsbergmodel XXL bij 'De groep: anders dan de som der delen'

dat groepsplan kun je ook groeps-COM lezen, waarbij 'COM' staat voor Crisis Ont-wikkelings Model. Hierin staat wat je in goede en slechte tijden kunt doen voor de groep. Het plan wordt centraal opgehangen en bij de geringste aanleiding geraad-pleegd (bijlage 1).

Op gezette tijden wordt door teamleden teruggeblikt en wordt het formulier aangepast. Mensen veranderen, maar ook groepen. Het COM-formulier vervangt de individuele begeleidingsplannen niet. Het helpt begeleiders die het overzicht even kwijt zijn en hen die er nog in moeten komen, en het geeft extra aandacht aan de houding tegenover en omgang met de groep in zijn geheel.

In het ijsbergmodel in fig. 5.7 is deze casus als volgt te zien: de interventies gaan vooral uit van het team, niet alleen richting de cliënt, maar ook richting medecliënten.

5.6.4 TERUGBLIK

Als begeleider is je rol niet altijd makkelijk. Je moet het overzicht houden over de groep en inschatten wat er nodig is in welke omstandigheden. Oftewel: je bent een ijsberg die niet alleen de getijden oftewel ritmewisselingen aanvoelt, maar die ook dusdanige impulsen geeft aan andere ijsbergen (de individuele cliënt maar ook medecliënten) dat die gedijen. Je houdt in de gaten wanneer de grenzen van je kennen en kunnen in zicht komen, en schakelt dan externe hulp in. In de groeps-COM vind je daarvoor alle nodige info, beknopt en helder.

Eigenlijk is het vreemd dat we zo weinig groepsgerichte hulpmiddelen hebben. Vraaggericht werken, zorgplannen, cliëntoverleg – vrijwel alle bouwstenen in de zorg en behandeling gaan over het individu. Dat past ook in onze tijdgeest en cultuur. Maar in de zorg leven mensen dichter op elkaar en meer samen dan erbuiten. Er is behoefte aan andere middelen als we gaan kijken naar en omgaan met de woongroep als geheel.

BIJLAGEN

© Bohn Stafleu van Loghum is een imprint van Springer Media B.V., onderdeel van Springer Nature 2019
R. Geelen, *Probleemgedrag bij dementie*, Nursing-Dementiereeks,
https://doi.org/10.1007/978-90-368-2253-4

BIJLAGE 1 GROEPSCOM BAMBOE VERSIE 3

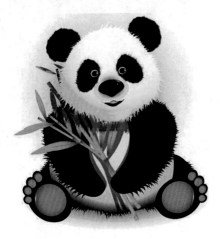

In fig. 6.1 vind je een totaalbeeld van je rol als begeleider als de sfeer in de groep goed is of weer goed is na een incident (*groen*), wanneer deze gespannen raakt (*oranje*) en als er een incident is (*rood*). Zo heb je meteen een totaaloverzicht van jouw rol in de groep. Werkwijze: kom er zo nu en dan op terug, pas het aan. Met nieuwe bewoners veranderen ook de aandachtspunten.

Bijlage 1 GroepsCOM Bamboe versie 3

FASE	SITUATIES CLIËNTGEDRAG	BEGELEIDING
0 **Niets loos**	Normaal gedrag & evenwicht Situaties *De omgeving is rustig: weinig bezoek, rustige muziek, of stilte* *Geen wisseling van dienst* *Geen maaltijdmoment* Gedrag *Cliënten zitten of liggen op de bank.* *Zie zorgleefplan voor typerend individueel cliëntgedrag*	Observeren & afstemmen *Geen werkoverleg in huiskamer.* *Uitnodigen voor activiteit volgens plan.* *Rust bieden na middageten bij wie dit afgesproken is.* *Hanteer de tafelindeling bij de maaltijden (hangt bij raam).* *Koetjes-en-kalfjes gesprek.* *Check aandachtspunten van de woonomgeving (zie lijst m.b.t. 'huiskamer').* *Complimenteer voor gewenst gedrag.* *Zet zelf een positieve toon in de groep, neem hierin initiatief.* *Bewoner van afdeling kwartier vóór eten waarschuwen (druk ver mijden).* *Zorg dat je klaar bent als bewoners afdeling op komen, dat geeft rust.* *Bij bewoners die veel van de afdeling zijn: zoek ze elk dagdeel even op en maak een kort praatje. Lukt dit 's ochtends niet, dan heeft het 's middags prioriteit. Bij bewoners die de hele dag in de huiskamer zijn: geregeld even aandacht geven.* *Afstandsbediening bij begeleider.* *Zorg dat vóór en na de maaltijd de afdeling opgeruimd is (geen flessen op aanrecht, stoelen recht, etc.).* *Of zelf de tafel dekken, of laten dekken afhankelijk van afspraak.*

Figuur 6.1   Totaalbeeld van de rol van begeleider

Bijlage 1 GroepsCOM Bamboe versie 3

1 **Voorsignalen & dreigende escalatie**	Angst voor controleverlies, grenzen zoeken	Ondersteunen & richting geven Duidelijk zijn, richting geven & grenzen stellen *Tijdens maaltijd: doe niet druk, blijf vriendelijk en geef aanwijzingen. Niet afwachten.*
	Situaties	*Tijdens maaltijd: schuif aan, blijf niet lopen of staan.* *Niet praten OVER de groep heen, maar TEGEN individuele groepsleden. Liever nabij en gericht dan lopend / van verder af.*
	Binnenkomst voor de maaltijd, samen gaand met onrust/spanning.	*Bij onderling ongenoegen positief interveniëren. Veelzijdig partijdig (je erkent en benoemt de ergernis, behoeften en wensen van iedereen).*
	Avond *Geen toezicht*	*Bewoner die boos is apart nemen, zonder gezichtsverlies. Bijv. 'Hebt u even tijd voor mij?' 'Ik heb je nodig, kom even …*
	Soms 'zomaar' of door klein meningsverschil snel escalerende woordenstrijd. Soms herhaalde frustratie.	'Ik wil je iets laten zien; sta op dan …'
	Gedrag *Overreageren, luid spreken, fermer corrigeren, schelden, woordenwisselingen, dreigen met (fysieke) agressie.*	*Geef gelijk waar mogelijk.* *Bij oncorrigeerbaar gedrag: geef aan andere bewoner aan dat je er later op terugkomt. Bij onaardige opmerkingen tussen bewoners: neutraliseren. 'Dat vindt u', 'Ik zie het anders'.* *Zorg voor extra toezicht. Vraag collega (of iemand buiten de afdeling) of zij in de buurt blijft.* *Word je zelf boos/angstig/bedroefd, dan schakel je een collega in.* *Bij geen effect: kijk of er 'zo nodig' medicatie is voorgeschreven, zo ja deze geven.* *Met rode knop aan muren alarmeer je collega's op afdeling. Met de rode knop / gsm alarmeer je ook de bovenburen.* *Zwerfvpk kan nu nog wel, maar niet tijdens escaleren (rood).* *Je kunt de zwerfverpleegkundige nu nog bellen. Laat dit niet achterwege want bij verdere escalatie heb je daar de mogelijkheid niet meer toe.*

2 Escalatie	Agressief / ontregelend gedrag	Pas afgesproken & geleerde technieken toe
	Situaties	*Bij escalatie tussen bewoners buiten de afdeling: zoek direct getuigen op & achterhaal wat er is gebeurd. Later krijg je dit vaak niet meer helder.*
	In huiskamer, soms in algemene ruimtes	*Zelf goed doorademen, open houding (armen niet over elkaar), afstand houden, niet zomaar vastpakken.*
	Soms heel onverwacht of na klein meningsverschil	*Duidelijk aanspreken van dichtbij (niet van veraf roepen) Bij fysieke dreiging, zorg bijv. dat stoel of tafel tussen jullie in staat, met rug naar uitweg staan.*
		Gebruik korte zinnen, beknopt, indien nodig herhalen.
	Vaak andere cliënt e/o teamlid uit schelden, uitfoeteren.	*Grens aangeven welk gedrag ontoelaatbaar is. Bewoner kan naar diens kamer, of van de afdeling worden gestuurd, indien bereikbaar hiervoor. Anders evt. kwetsbare bewoner weghalen.*
	soms fysieke agressie tussen bewoners, zelden tegen teamlid	*Schakel collega in. Rol is evt. 'preventief toezicht', erbij blijven zonder te praten of iets te doen. Soms is ook ingrijpen nodig, afhankelijk van je inschatting. Voel je jezelf niet helemaal zeker, schakel dan anderen in.*
		Niet vragen naar het waarom van de boosheid / angst / bedroefdheid.
		Luister, laat praten.
		Waar mogelijk erkenning geven, of zelf evt. fout toegeven
		Contact houden. Arts en psycholoog (laten) waarschuwen.

Bijlage 1 GroepsCOM Bamboe versie 3

| 3

Herstel evenwicht

Normaal gedrag

 | <u>Agressie / ontregelend gedrag neemt af of stopt</u>

Gedrag

Onzekere toestand / wat angstige sfeer in groep.

Bewoners zijn nog 'op hun hoede': kijken om zich heen, zijn alert.

Gedrag en stemming veranderen snel of langzaam terug naar fase 0. Met mogelijkheid van weer oplaaiend conflict. | <u>Contact herstellen</u>
Tegen getuigen (verwanten, andere bewoners) zeggen dat alles nu weer goed is.
Herstel contact met cliënt als dit veilig lijkt / voorkom mijden.
Zelf inschatten: indien wenselijk/ mogelijk samen terugblikken.
Groep infecteren met positieve signalen: 'Fijn dat het nu weer goed is', 'Het is nu weer kalm', 'Ik ga zo nadenken over iets bij de tv vanavond', afleiding bieden.
Maak gedetailleerde dagrapportage inclusief water voorafging, concrete gedragingen, reacties en gevolgen.
Meldingsformulier (incident cliënt en/of medewerker), ook bij 'slechts' dreiging en/of materiële schade.
Inlichten collega's, leidinggevende en cliëntvertegenwoordiger.
Omgang met groep zoals bij fase 0
Gebruik de overdracht (voor 15.00).
In geval van hulp inroepen en/of 'rood' gedrag: altijd overdragen!
Melden naar behandelaars. Na overleg op lijst zetten ZAP/visite.
Rapporteer met het Groeps-COM-formulier:
– Heb je dit plan gebruikt?
– Heeft het incident nieuwe input opgeleverd voor dit plan? (zo ja, noteer dit in dagrapportage)
– Wat heb je gedaan? Zou je iets een volgende keer eventueel anders doen? Zo ja, wat?

Contactpersoon zorg informeren volgens afspraak.

Ondersteun slachtoffer (bewoners én collega), laat deze van zich afpraten. Geef niet meteen advies of een oordeel, en beperk feitelijke vragen. Geef troost.

Check aandachtspunten van de woonomgeving (zie lijst m.b.t. 'huiskamer')
Check Dagbesteding (zie lijst) |

LITERATUUR

http://www.zorgvoorbeter.nl/ouderenzorg/foutloos-leren-dementie.html.

Kessels, R. P., Remmerswaal, M., & Wilson, B. A. (2011). Assessment of nondeclarative learning in severe Alzheimer dementia: The Implicit Memory Test (IMT). *Alzheimer Disease & Associated Disorders, 25*(2), 179–183. https://www.ncbi.nlm.nih.gov/pubmed/21192238.

Milner, B., Corkin, S., & Teuber, H. L. (1968). Further analysis of the hippocampal amnesic syndrome: 14-year follow-up study of H.M. *Neuropsychologia, 6*(3), 215–234.

Reisberg, B., Imran, A., Sharjeel Khan, J., Monteiro, I., Torossian, C., Ferris, S., et al. (2011). Staging dementia. In M. T. Abou-Saleh, C. Katona & A. Kumar (Eds.), *Principles and practice of geriatric psychiatry* (3rd ed.). New Jersey: John Wiley & Sons.

Werd, M. de, Boelen, D., & Kessels, R. P. (2013). *Foutloos leren bij dementie: Een praktische handleiding*. Amsterdam: Boom/Lemma Uitgevers.

Werd, M. de, Boelen, D., Olde Rikkert, M. G. M., & Heijer, T. den. (2014). Foutloos leren bij dementie in de praktijk. *Neuropraxis, 2*(18), 74–80.

Printed in the United States
By Bookmasters